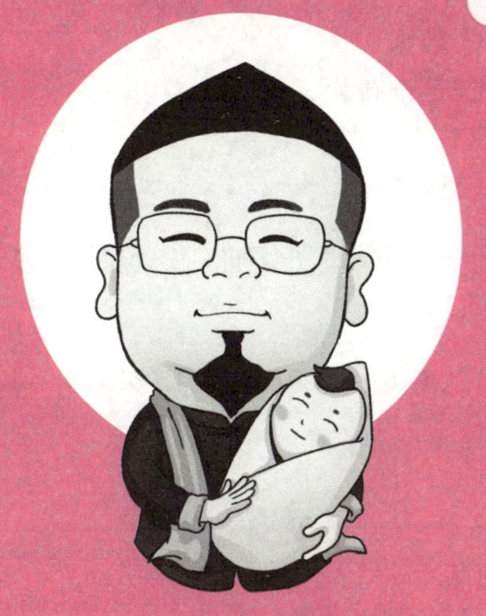

送你一个好“孕”气

苏全新／著

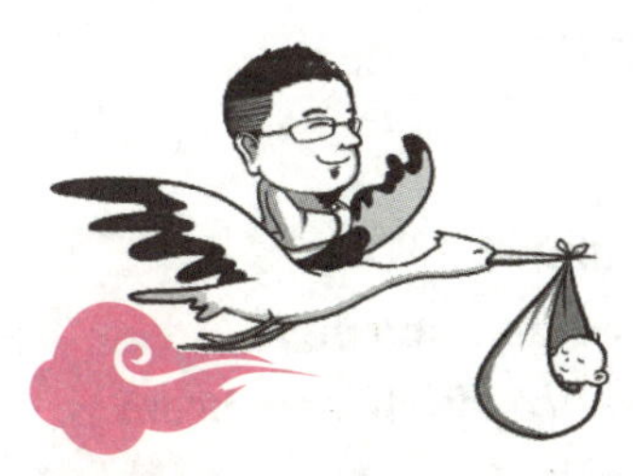

中国中医药出版社
·北京·

图书在版编目（CIP）数据

送你一个好“孕”气 / 苏全新著 .—北京：中国中医药出版社，2019.1

ISBN 978 – 7 – 5132 – 5343 – 7

Ⅰ . ①送… Ⅱ . ①苏… Ⅲ . ①妊娠期 – 妇幼保健 – 基本知识 Ⅳ . ① R715.3

中国版本图书馆 CIP 数据核字（2018）第 270628 号

中国中医药出版社出版

北京市朝阳区北三环东路 28 号易亨大厦 16 层

邮政编码 100013

传真 010-64405750

赵县文教彩印厂印刷

各地新华书店经销

开本 710 × 1000 1/16 印张 16.25 字数 230 千字

2019 年 1 月第 1 版 2019 年 1 月第 1 次印刷

书号 ISBN 978 – 7 – 5132 – 5343 – 7

定价 58.00 元

网址 www.cptcm.com

社 长 热 线 010–64405720

购 书 热 线 010–89535836

维 权 打 假 010–64405753

微信服务号 zgzyycbs

微商城网址 https：//kdt.im/LIdUGr

官 方 微 博 http：//e.weibo.com/cptcm

天猫旗舰店网址 https：//zgzyycbs.tmall.com

如有印装质量问题请与本社出版部联系（010-64405510）

你的好“孕”是我最大的幸福

在北京正安医馆的一大面墙上挂的都是“好孕宝宝”的照片，每天一早到这里上班，我都会情不自禁地喜上眉梢。经粗略统计，仅 2016 ~ 2017 年两年间，经我诊治成功孕育的家庭就将近 300 个，这是我作为一名治疗不孕不育的中医大夫最大的幸福与满足。

敬畏生命使我走上了治疗不孕不育之路

我的名字叫苏全新，由于方法独到，病人自发地从我的名字里取了后两个字，将我治疗不孕不育的方法叫作“全新疗法”。事实上，从北京中医药大学毕业到我走上治疗不孕不育的中医之路期间，还有一个故事。我在大学学习期间，主攻的方向是泌尿男科和妇科，后来我就到一家医院当了大夫，主要的工作是做流产手术，一天最多的时候可以做 8 例。当时自己刚毕业，觉得自己做得很不错，科室也非常认可。但是忙碌之余，总感觉心里空落落的。

后来一个偶然的机会，我读了一些佛学方面的书，觉得这样造恶业比较重，于是就毅然辞掉了工作，开始一边学习一边在内科坐诊。我在门诊上慢慢接触病人多了，发现一些病人因为不孕不育来找我这个中医大夫调理身体，准备要宝宝。在开了一些药和医嘱后，居然效果不错。慢慢地，各种喜讯传来，一传十，十传百，来找我看不孕不育的病人越来越多。

我想这是我的福报，给别人带来更多的好"孕"气，使我的身心更加圆满，看病越来越从容，也就能得到更多的福报。

感谢三位恩师，治病用药当精益求精

当然，我能有今天的些许成绩，离不开三位老师的言传身教。我的第一位老师是读医史文献研究生时的导师鲁兆麟教授，他是《中医各家学说》教材的编写者，鲁老师在中医理论方面给了我很多指导，令我受益匪浅。

第二位老师是彭建中教授，彭老师是赵绍琴先生的学术继承人，我临床技能的提升主要得益于彭老师的教导。实际上，我在辨证用药时备受赵老的影响，赵老以用药少而著称，我现在方子也是只开 9 味药，一共三行，每行三味中药。我坚信，一个用药少而有效果的大夫，才是好大夫。我经常见到一些中医大夫，给病人开药的时候用"大处方"，开到 30 味药以上。我常常在心里责问这些大夫：30 味中药的逻辑关系，能理清楚吗？别说 30 味药，就是 30 个人的关系，都容易弄混啊。所以，我们常说"明医相对论"，在开方子的时候，大夫先要自己明白药物之间的逻辑关系，病人用药才能有效果。药味越少越好，但这很难。大夫往方子上加药很容易，减药很难。我特别爱钻研清朝的御医名方。清朝时交通非常不便，能用得起大方子的人，都是非富即贵的大户人家、有钱人。但是在清代的宫廷中开的方子用量都很小，能开小方子，是一种御医的传承。开方子跟做人是一个道理，减法比加法要难！我们总是拼命地索取，但是要舍去很难。

第三位老师是东直门医院的李曰庆教授，他是《中医外科学》的主编，在中医男科方面很有造诣。我跟随李老师在北大男科中心出诊时，见到了大量疑难杂症，为后来我治疗不孕不育奠定了很好的中医基础，同时也借鉴了很多西医的治疗手段，所以我中医较好，西医也不弱，两条腿走路。

用中药要有“灵性”

我三年前治疗过一对夫妻，他们当时情况不乐观，男方的精子有问题，女方宫外孕后，左侧输卵管切除，而造影发现右侧输卵管也是不通的，两个人很绝望。通过这个病例，我在这里说说我的“全新疗法”，抖一点“干货”。我个人提出最关键的一点就是夫妻同调。

首先是这位男性，他的情况是肾虚，于是我在方子中加了一味内科常用中药，但不常用于生育方面，叫红景天，本身具有活血化瘀的作用，我把它活用到治疗男性不育上，而且效果非常好。事实上，红景天生长在缺氧的高寒地带，所以对缺氧的问题有帮助。男性肾虚、精子活力低下，生殖系统也是处于缺氧、低温状态，与红景天的生长环境很像，这也印证了中医的一个专业术语——取象比类。

而他的妻子来的时候，坐立不安，当时我结合舌苔、脉象，辨证认为她病位在肝，为肝郁化火，我就用了疏肝通络的方子，加了一味苏木，有疏通输卵管的作用。当时治疗了 70~90 天，也就是 3 个月，后来他们再来，一摸脉发现妻子是喜脉，就建议去测一下，果然怀孕了。

气血越足，怀孩子就越简单

无论是备孕安胎，还是日常的疾病防治、养生保健，气血都极为重要，以调理气血为根本来治病可以说是我用药开方之秘诀。中医讲，气与血是人体内的两大类基本物质，在人体生命活动中占有很重要的地位。气对人体有推动调控、温煦凉润、防御固摄及中介等作用；血对人体有濡养及化神作用。

气为血之帅，血为气之母。气推动血在脉中循行到全身，也把营养物质输送到全身各处。反过来，全身的营养物质充足了，身体的气也会更足。相反，气血不足，就会出现各种导致不孕不育的问题，比如男子会出现精子活力差、弱精、少精、精索静脉曲张等；女子就会出现月经紊乱、宫寒等。

所以，找我调病的人，不仅生了孩子，而且整个人的气色也变得比以前好多了，很多女性还变得比以前更漂亮了。有次一个女士，因为怀不上孩子来找我看病，吃了三个月的汤药。她兴冲冲地说："苏大夫，现在很多人都夸我，说我比以前漂亮了。"那是当然了，她来的时候，脾虚肝郁，脸色黄、头发黄，眼睛无神，走路弯着腰。调理过后气血足了，脸色红润了，眼睛有神了，走路腰也直起来了，整个中年女性那种成熟的气质就出来了，当然就比以前美了。

治疗不孕不育，心理调理同样重要

我还非常重视不孕女性的心理治疗。我曾遇到过一位女性，第一次做试管失败了，第二次促排卵，卵巢过度刺激出现了腹水，西医大夫说现在不能做试管了，建议看看中医调理一下。患者心灰意冷，在寺院求了一个求子符，放在枕头下面。家里养的金毛狗玩的时候把这个符弄到地上了，她认为最后的希望也破灭了。来找我的时候，她整个人情绪很低落，我看了她身体的情况，觉得完全不需要做试管。我在方子里给她加了一味药——泽兰，能够调经利水。我还给她推荐一个方法，就是出门时抓把米喂喂鸟或者放放生。刚开始她还将信将疑，结果两个月不到便自然怀孕了，之前取的卵并没有用上。

这个案例说明人体功能上没有大问题，而心理的问题占主导时，也可能会导致不孕。用喂鸟这个方法，可以理解为布施行为，而布施可以升阳，这是很经典的一种说法。布施的人，脉象会变化，并且从心理到气色，都会发生变化。一个人真正有了慈悲心之后，阳气就升了，整个人的气血就动起来了，自然就会怀孕了。《黄帝内经》中说的"阴阳和，故能有子"就是这个道理。

越放松，越能保住胎

这里我想讲讲保胎。保胎安胎，要慎用药，心理要放松，气血才会安宁，利于保胎。但有另外一些情况，一些患者会出现早产、胎停育、多次流产等情况，这些就需要用药物来调理。跟大家分享一个案例，夫妻双方来调理，男性

45岁，女性38岁，已经胎停育9次了，每次到了8周左右，就出现胎停育了。来诊后，我给他们诊断的是肾虚。调理两个月后，又怀孕了，但结果还是胎停育，这已经是第10次了。我当时想，人家会失望了，不会再来了。没想到大约半年后他俩又来了。这次还是按照补肾的方法治疗，一个半月后，病人又消失了。过了一年后短信告诉我，他们顺利生了一个男孩。我在治疗这类病人时，开安胎药时常用一味药——耳环石斛。耳环石斛能厚肠胃，其实就是厚土的意思，女性为坤属土，能承载万物，因此用药之后效果同样特别好！

另外，还是心理问题，很多女性保不住胎，跟心情有很大关系。我曾反复认真地读过民国印光大师的《寿康宝鉴》。这本书提倡在生育前半年念一些佛号，积累福报。虽然有宗教色彩，但从现实角度理解，念佛号会使人心态放松。另外，多行善帮助别人，心情好，气血平和，阴阳和，故能有子。我给患者打比方，受精卵就像一艘小船，母体的气血状态如同大海，如果海面风平浪静，小船就会运行平稳；如果在狂风大作的水面上，小船就会倾覆。实际上也就是要调整心态，才能让受精卵有个平和的环境。过于激烈、紧张的状态，不利于安胎。

讲讲我的师承，我的治病之道

上面四个例子其实是我经常能在门诊上遇到的，我用了近一年的时间把近年来的行医经历写了下来，这是件有意义的事情。虽然隔三岔五就有电视、广播、网站、微信平台等新媒体和传统媒体来采访我或者找我录制节目，但是我的内心依然有写书的冲动。

一方面，我想系统地为大家科普一下中医治不孕不育的理念、经验。很多人怀不上孕，紧张、烦躁、家庭不和，其根源在于对疾病不了解。就好像很多人觉得老虎可怕，但是如果能掌握老虎的习性，它们也可以跟我们成为朋友。通过多年临床实践，我逐渐认识到卵子、精子、输卵管及房事是影响孕育结果的四个基本环节，缺一不可。这四部分内容既是排查不孕不育的诊疗思路，也是指导备孕、提高试管婴儿成功率的努力方向。经过大量实践，我将现代医学知识与古老的中医智慧结合，总结出一套行之有效的诊疗方法，称之为“四部好孕法”，此法纲举目张，可以快速准确解决生育方面的种种问题。而这本书，可以说是四部好孕法的通俗讲解，提纲挈领，是不可多得的“上乘心法”。

另一方面，现在患不孕不育的人太多了。每天在门诊上，大家都会问我很多重复的问题。每天门诊病人特别多，虽然我也非常想好好地给每个病人讲一讲其中的医理，但是确实还有很多病人在等着我，尤其有很多人都是外地人，他们来北京就医，晚一天就要多出好几百元的住宿费，让我于心难忍。于是，在繁忙的工作之余，我把这些大家特别关心的问题累积起来，经过梳理，写成这本书。

时近中秋，举家和睦团圆，我也希望更多的家庭能圆得子之梦。中医博大精深，书中难免有不足之处，还请雅量海涵！

苏全新

2018 年 9 月 2 日

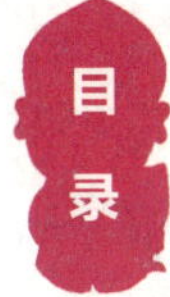
目
录

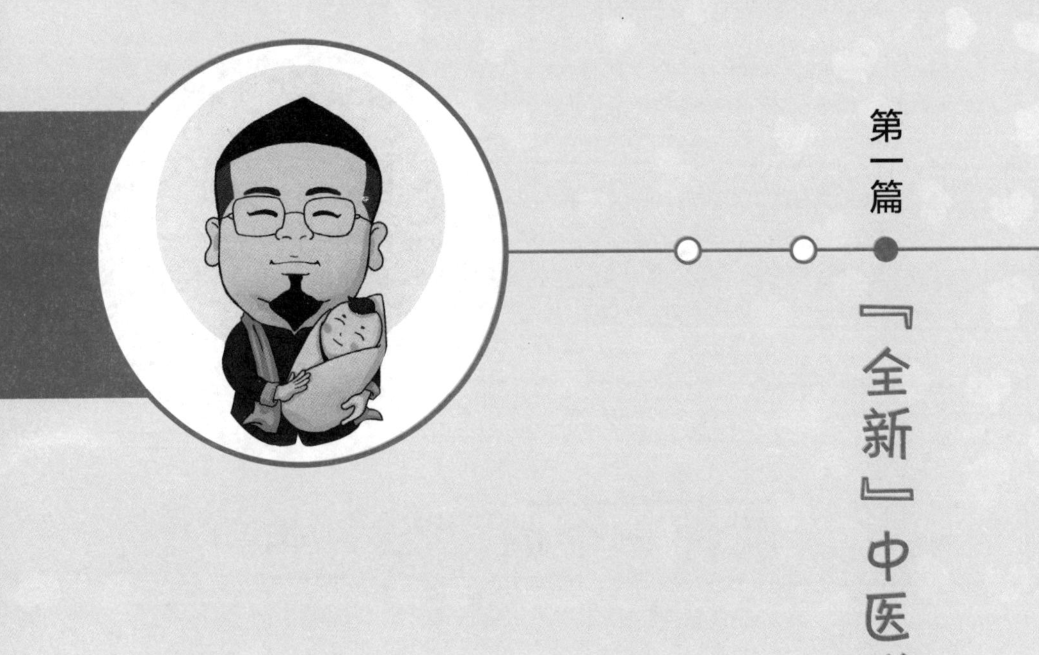

第一篇 『全新』中医说

送你一个好“孕”气

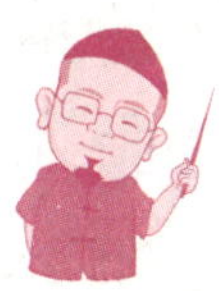

1. 全新说——摸脉验孕准吗

现在有人提出精准脉学，摸完脉之后能说出血压多高，血糖多少，或者血脂高不高，这些都是很玄的，很多患者要我通过摸脉判断输卵管通不通，其实中医没有输卵管的概念，通不通不能靠摸脉来判断，古代并没有这种对应的关系。病人如果想知道输卵管通不通、血压多少、血脂多少，还得需要西医的检测才行。就像验孕这个事情，中医所说的喜脉是指月经两个月没来，两个月的时候出现了怀孕的症状如呕吐、乏力等，脉象会有变化，是有明确的规范的。从科学层面来讲，判断一个人是否怀孕要通过尿检 HCG 判断，这和中医脉诊完全不在一个体系之内。

现在基本不靠摸脉来判断是否怀孕，这是时代变化的结果。过去很多老中医不知道病毒、免疫等理化指标，仍能治好病。现在的中医大夫很懂西医，但是治不好病。为什么会这样？是因为他们总在找中西医的对应关系。这仅是自己的目光所及，而不是事实的全部。

摸脉不是一个量化的概念，横向是一定数量人群相同年龄、性别等的对比，纵向是一个人不同时间段治疗前后的对比。仅根据一次的脉象判断一个人如何，会以偏概全，一般是在长期的观察中才有意义，不可将脉诊的作用过度夸大，也不要对脉诊特别没有信心。

我对脉诊的认识有些区别于书本上的讲解。过去认为所有的病会在脉象上有一定体现，或者说某种脉象提示身体有某种特定问题。其实这是一个理想化的状态，我个人在实践过程中逐渐发现不是这种情况。有的患者只有一种症状，或者只有一种诉求需要解决，摸脉在某种程度上印证对患者病症的判断，使望闻问三诊在脉象上的体现得到印证。如果其他三诊与脉诊得到的信息不符，例如认为病人是虚证，但是摸脉是实证，就要舍脉从症，或者舍症从脉，此时脉象会起到反证的作用。

脉诊为医生提供诊断的素材，有时候是佐证，有时候是推翻你的判断。有时候根据症状已基本判断寒热，比如火热证，摸脉发现脉象不是沉伏于里，也不是散乱的，也不是迟脉，那就可以从火热治疗，这是脉象佐证参考。我们注重的是整体，脉确实能够反映情况，现在很多人有个经验方不管脉，是什么病就按照经验方开这个方子，这是错误的。

我们在临床中基本靠浮沉两部取脉即可判断疾病的表象、本质和根源。浮取脉表明疾病的现象，沉取脉表明疾病的本质或根源。现在很多男同志的脉轻轻搭上去很有力，再往下按是空的，说明他本身肾虚，所以会有不育。如果浮取脉有力，往往与生活习惯有关系，例如熬夜、抽烟、辐射等因素，表明体内的毒素和瘀热明显；如果沉取脉无力，表明他本身还是虚弱的。通过权衡舌象，借鉴化验指标，若邪气盛则增加攻邪的药的比例，若虚象为主虽有热但应以补为主。不论是治疗不孕不育还是其他疾病，都要从脉、舌、色、症全面考虑。

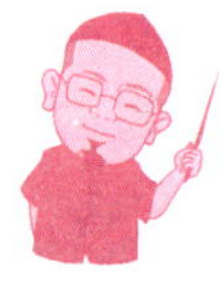

2. 全新说——西医指标，中医诊治

对中西医知识全面掌握以后，医生在患者间的口碑也会好。从目前情况来看，西医可以不知道中医，但中医不能不知道西医。现在的病人都是拿着很厚的西医化验单来看诊，西医的强势使得理化检测普遍，如果对现代医学有所了解患者就会对你比较信服。

同时，作为中医，一定要认识到，一个病不是单纯的唯指标来治，不是精子密度不好、活力差，就得补肾。

我曾经治过一个很胖的脂肪肝患者，同时有血糖高、精子活力差等症状，之前吃药都以温阳为主。经过摸脉发现脉滑，即中医所说的“大实有羸状，至虚有盛候”。他虽然表现为虚弱，但是体内气血不通畅。后以清热凉血解毒治之，精子活力恢复正常，临床治愈。因此，化验指标应客观地看待，不应唯化验指标是从。有些患者化验指标不好甚至被西医判死刑，经过治疗仍能怀孕。一位38岁的患者，AMH（抗穆勒氏管激素，为评价卵巢储备功能的重要指标）值仅0.1，正常范围 > 1.18，生殖中心明确告知怀孕没有希望。经过半年的中药治疗之后，自然受孕。中医的治疗与化验指标没有一一的对应关系，许多患者经过中医治疗之后身体指标能达到正常的水平或临床治愈。

因此，从中医层面应客观地看待指标，西医认为不可逆的指标经中医调整之后可以改善。我曾治疗过一些无精症的患者，其中一些治疗之后能够生育。但有些我们还是要遵循客观规律，之前在北大男科中心出诊时见过一位患者，曾做过睾丸穿刺，诊断结果为“唯支持细胞综合征”，这病属于绝对不育，即没有任何产生精子的可能。他去找某位国医大师治疗，那位大师不仅给开了药还告诉他可以治好。但他这种情况在现有的科技水平下是很难治愈的，而那位国医大师却告诉他可以治好，这说明这位国医大师的知识体系并没有更新，他不知道有这种绝对不育的问题。所以中医师应当正确地对待西医指标。

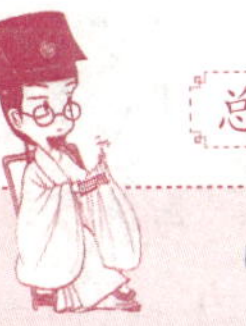

总结一下

B超、CT、验血，其实是现代物理学、化学的进步，而非西医特有，对于认识疾病大有帮助。中医学胸怀宽广、兼容并蓄，如果弃之不用，非常可惜。

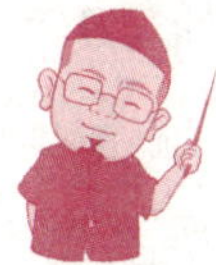

3. 全新论——重视气血，追求疗效

气血是中医辨证治疗中很重要的一对概念。《黄帝内经》中说：“经脉者，所以能决死生，处百病，调虚实，不可不通。”金元四大家之一的张子和说“气血流通为贵”也是这个意思。金元四大家之一的朱丹溪认为：“气血冲和，百

病不生。一有怫郁，诸病生焉。”其创制的越鞠丸就是以条畅气血、除食积、清痰火为主。明末医学家赵献可，他写过一本书叫《医贯》，书里面提到了“除直中外，凡外感者，俱作郁看”，“郁”就是气血不通。包括民国时期京城四大名医之一的施今墨，以及后来的以看肝病著称的北京名医关幼波，他们都力主增加了气血两纲的“十纲”辨证。

在临床关注气血的重要性，可以多囊卵巢的诊治进行说明。众所周知，多囊卵巢的治疗是很困难的，西医用辅助生殖的技术也不能很好地解决，从中医看，这种疾病的结果就是导致女性不孕。现在很多医生看病喜欢单从虚实上着手，喜欢把人的状态与疾病的属性挂钩，比如认为不孕、卵巢不好一定是虚。不孕患者在古代，由于物质匮乏，吃不上喝不上，甚至在20世纪70~80年代，很多人的确仍以虚为主，用紫河车、鹿胎膏等补药来解决这些问题。但据临床观察，现在人多发的多囊卵巢，通过摸脉、看舌等分析，完全不是物质匮乏、营养不良的表现，而是吃得太好、代谢废物过多导致的气郁化火，或痰郁化火的表现。

但临床上我看到很多女患者吃的治疗不孕症的药基本上以补药为主，像四物汤、四君子汤、八珍汤、十全大补汤、归脾汤、二仙汤，太多了，怎么补怎么吃。这些药吃完了火气会很大，身体反倒会越吃越差。甚至从检测指标上来看，离怀孕的目标会越来越远。我现在很怀疑，有一些中医学者根据自己的需要把中医文献进行了筛选，比如认为补虚才能治疗不孕，从写论文来说有其合理性，但是对治病没有太大的指导意义。

有的大夫喜欢用20世纪70~80年代文献中报道的方药，如用二仙汤及里面的仙灵脾、仙茅、巴戟天等来达到促进排卵的作用，或通过葛根中的黄酮类物质来补充雌激素，当时这些药物用于治疗不孕不育确实取得了一定的效果。考虑当时物质比较匮乏，通过应用这些有营养的药物使疾病得到改善，是有其合理性的。但现在的人则普遍是营养过剩的状态，治疗需要考虑采用“通”的方法。打个比方，过去帝王时代皇上、娘娘的生活基本跟现代人差不多，所以针对他们的治病方法可能更适合我们现代人。当时的贵妃、太后等人往往属于积食、肝胃蕴热、肝肺蕴热等上火的病症，她们的症状与现在的普通人因为吃得多吃得好所得的病是很类似的，当时用药多用柴胡、郁金、半夏、焦三仙等疏导的药，补药很少。

我通过大量临床病例发现，很多多囊卵巢的病人会有瘀、湿、气血不畅这些问题，所以我在很多前辈的经验基础之上辨证用药，增加了调理气血的药物，比如丹参、川芎、泽兰、乌药、香附、半夏等。也就是说，很多疾病跟气血是有关系的，在八纲的基础上增加气血还是有临床意义的。其实，当我们真正回到中医典籍中，会看到古人论述很多疾病的时候都是从气血的角度来讲的，比如，气郁生痰、怪病多痰、久病多瘀。现在来看多囊卵巢这类疾病往往要加化瘀的药、理气化痰的药，效果确实有提高。有不少患者吃了中药之后多囊卵巢症状有所改善，甚至有的多囊卵巢消失了，有的激素水平改变了，还有一些排卵正常了，再好的一些可以成功怀孕生产。

我还认为要客观看待古代的文献对现在疾病的指导，临床上医生一定要注重患者的脉、舌、色、症，而绝不能简单地套用。现在查文献讲多囊卵巢属于肾虚、痰湿，不少医生开的方子多是苍附导痰汤、启宫汤，就是二陈汤里加苍术、香附等药，用过的大夫多数感觉疗效根本不好。如果换个角度，还原到历史当中去研究和思考，疗效就会有一定的提高。其实治病说到底就是一句话，只要老老实实地看病，结果都是情理之中的。

另外，现代人疾病的起因往往有情志的因素。很多卵巢早衰的病人往往伴有精神过度紧张，或者倒时差熬夜，或者用过很多激素类药物调月经促进排卵。《黄帝内经》中说：“阳气者，烦劳则张。”阳气彰显出来就是火热。这时候就需要用一些清热凉血、软坚散结的药来治疗。

总之，临床上若能在八纲辨证的基础上重视调理气血，以追求治疗后的理想结果，就能产生很好的临床疗效。

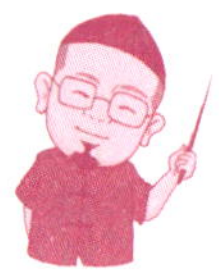

4. 全新说——送子是治病，救命更有意义

经过粗略统计，单 2016 年经我诊治成功孕育的家庭就有 100 多个。有两个病例可以说一下。第一个是 2015 年的时候，有一个病人来找我要开生化汤，经询问，病人已怀孕，但是在某大医院检查怀疑患上甲状腺癌，病人准备引产后服用生化汤。经过四诊及对化验指标进行分析后，我认为并不是甲状腺癌，建议病人慎重考虑，并告知病人怀的有可能是男孩。后来病人重新评估后，选择把孩子生下来，结果确实是个男孩。目前来看母子平安，孩子也特别健康，并没有出现医院当时所讲的孩子受母亲甲状腺病症影响出现呆小、智力低下的问题。

从这个案例来说，医生不是单单送子，是在救命。当然，对于大夫个人来讲，这需要承担很多的风险。不过作为一名医生，我不希望看到堕胎的情况出现。

第二个病例是一位患者胎停育后再次怀孕，在北京一家知名高端医院做 B 超时发现子宫腔内有大概直径 9 厘米的瘀血，比胎儿的头还要大，因此患者来就诊时就已经完全做好了孩子保不住的心理准备。经脉诊后我判断为气虚，基本病机是气无力摄血，造成血溢脉外，从而出现了瘀血。我在给病人治疗时没有选择地骨皮、苎麻根等止血的药，而是用了补中益气汤，其中黄芪、党参、白术补气血，再加阿胶止血养血、安胎。病人看了三次后再次去检查，发现子宫里的瘀血已经完全被吸收了，那家医院大夫看到报告觉得“很神奇”。后来这位患者生了一名健康的男婴。其实，病人的 B 超检查费用早已远远超出了中医治疗的费用，而且仅有仪器检查并不能解决问题，患者只是知道身体的状态而已。

现在临床上我治疗不孕不育的病人较多，回想起来可能与刚当大夫时做人流有关系，送子应该算是一种弥补吧。其实，送子只是我临床工作的一部分，内科杂病、肾病我看得也不少。不过既然大家习惯称我为“送子居士”，我也就自然随顺吧。

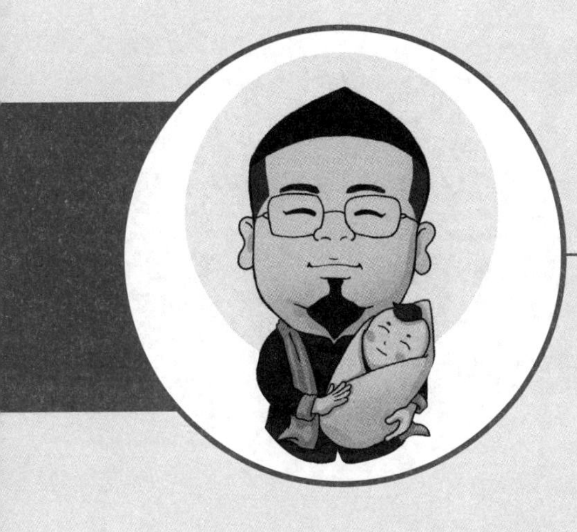

第二篇 有好卵巢才有好『孕气』

送你一个好“孕”气

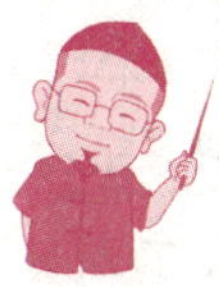

1. "家里住个人"——说说卵巢和卵子

大多数女性都知道子宫，却不知卵巢为何物，甚至有的女性还认为卵巢与子宫是一回事儿。一个人一定要认识自己，一个女性一定要了解自己身体各个器官的功能及养护方法。接下来就让我们了解一下卵巢和卵子的基本情况。

"卵子姑娘"的"闺房"——卵巢的概况

卵巢位于子宫底的后外侧，左右各一，呈扁卵圆形，通过输卵管跟子宫连在一起，卵巢主要分泌雌激素和孕激素，控制着人体生殖、皮肤、神经、免疫等多器官系统，维持着女性的青春和活力。卵子由卵巢产生，并且通常每个月只有一个卵子成熟并排到输卵管里。因此，卵子姑娘的"闺房"就是卵巢。

女孩在胚胎时期，即 3~6 孕周时已形成卵巢的雏形。出生前，数百万个卵母细胞已在卵巢中形成。但是，卵巢中的卵母细胞经过了儿童期、青春期，到了成年期也只剩 10 万多个了。卵泡是卵巢皮质内由一个卵母细胞和其周围许多小型卵泡细胞所组成。根据卵泡发育过程中的形态和功能变化，可以分为原始卵泡、生长卵泡和成熟卵泡三个阶段。卵母细胞包裹在原始卵泡中，在性激素的影响下，每个月只有一个原始卵泡成熟。一般来说，女性一生成熟的卵子为 300~400 个，其他卵母细胞便自生自灭了。

卵子姑娘何时出嫁

卵子是人体最大的细胞，比精子大得多。卵子姑娘的外面有透明带和放射冠，内有细胞核，核内有 1 条性染色体和 22 条常染色体，染色体载着遗传基因。卵子是通过减数分裂形成的，第一次减数分裂在卵巢内完成，经过排卵过程，即将次级卵母细胞及外周的透明带和放射冠排出，如果次级卵母细胞遇到精子，在结合过程中进行第二次减数分裂，成为真正意义上的卵子。

一般来说，女性下次月经来潮前14天左右，卵巢会将卵子排出。一个成熟的卵子排出后约可存活24小时，在这24小时内等待着与精子相遇、结合。如果被排出后的卵子因为种种原因不能和精子相遇形成受精卵，便会在24小时后自然死去。失去这次受精的机会，就要等到1个月后另一个卵子成熟并被排出，重复同样的过程。左右两个卵巢通常是轮流排卵，少数情况下能同时排出两个或两个以上的卵子。倘若分别与精子相结合，就出现了双卵双胞胎和多卵多胞胎。

"卵子姑娘"很脆弱，容易受到伤害

卵子是女性的生殖细胞，健康的卵子是孕育出一个健康宝宝的基础。所以，请一定要爱护好"卵子姑娘"。

人工流产后，妊娠突然中断，体内激素水平骤然下降，从而影响卵子的生存内环境，影响卵子的质量和活力。香烟的毒性可以直接作用于卵子，使你提早进入绝经期，长期吸烟更会伤害身体的整个内分泌系统，影响卵巢的功能。喝酒、失眠、饮食无规律会给女性的生殖健康带来严重的负面影响，导致卵子质量和受孕能力双双下降。对于男性来说，精子每90天就会更新一次，而卵子自女性出生时就如影随形。女性生育能力最强在25岁，30岁后缓慢下降，35岁迅速下降。所以，尽量不要晚孕。经期性生活可刺激机体产生抗精子抗体，引发盆腔炎、子宫内膜异位等，减低卵子活力。

一定要爱护好"卵子姑娘"

①尽量戒烟、戒酒，避免暴饮暴食。日常生活中可以多食韭菜、鲜蔬果汁、海藻类、动物血等食物，还可以吃能够预防卵巢早衰的黑豆。

②时刻关注自己的情绪变化，调整好情绪。研究显示，压力持续存在或经常发生时，体内会产生一种焦虑激素，会打破原有的激素平衡，导致内分

泌紊乱。

③适当的运动可以帮助女性提高身体素质，确保卵子的质量。因此，对于任何一个计划怀孕的女士而言，应该进行一段时期有规律的运动再怀孕。例如，在计划怀孕的前 3 个月，可以每天适当跑步、快走、游泳。

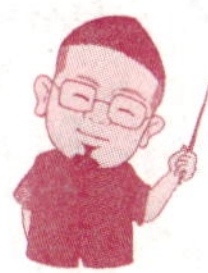

2. 你的卵巢健康吗

你的卵巢健康吗？说到这个问题，大多数女性很可能会一脸懵，心里也许会想：我怎么知道我的卵巢是不是健康的？这样的态度是不合适的，卵巢作为女性身体内的一个重要器官，了解它是否健康是非常重要的。

老化是女性最害怕、最关注的问题之一，女性一生始终在与衰老抗争。有一个词语叫作“黄脸婆”，形容了女性衰老的状态。其实，是卵巢让女性容光焕发，或让女性未老先衰的，因此我们要关注卵巢的健康状况。

下面有一个简单的小测试可以来帮助自己了解卵巢是否健康：

①您是否女性第二性征不明显，即缺乏坚挺的胸部，饱满的臀部，纤细的腰肢？

②嗓音是否逐渐粗哑？

③是否出现乳房萎缩下垂、弹性及饱满度减退的现象？

④肌肤是否晦暗无光泽？

⑤更年期提前了吗？

⑥内分泌失调，白带是否过多或过稀？

⑦阴道分泌物减少，较难享受性高潮？

⑧是否容易患上妇科疾病？

⑨是否月经失调，没有规律，并且痛经？

⑩体态是否骤然发生变化，脂肪大量积聚在腰、腹、臀？

有 1 种情况以上的，表明您需要调整您的生活状态，爱护卵巢。

有 2 种情况以上的，表示卵巢功能出现紊乱，应该进行保养。

有 3 种或超过 3 种以上的，须立即去医院就诊。

卵巢功能检查有哪些

当然，上述测试也有不精确的地方，我们还可以选择去医院做卵巢功能检查，以此来了解自己的卵巢是否健康，如抽血化验抗穆勒氏管激素（AMH）检测、基础性激素六项检查、优生十项（TORCH）和甲状腺功能评估；B 超可以直观评估女性生殖系统和检测基础卵泡的情况。

检查报告最重要的是看 AMH 值。AMH 是由卵巢未成熟的 Sertoli 细胞及卵巢窦前卵泡和小窦卵泡的颗粒细胞所分泌的一种糖蛋白。AMH 正常值介于 2~6.8ng/mL 之间。AMH 值越高，说明卵子的库存量越大，生育能力自然就越强。各个医院的 AMH 参考值也许不同，要记得详细询问医生哦。

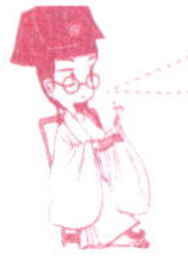

如果不关注卵巢的健康，下一个“黄脸婆”就是你！

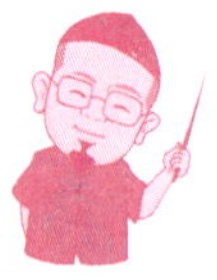

3. 影响卵巢功能的因素有哪些

卵巢的两大功能分别是：产生雌、孕激素，产生卵子。换句话说，女性能否青春永驻、光彩照人，关键看卵巢。

卵巢功能不好会导致痛经、黄褐斑、暗疮、发胖等，甚至可能会影响生育。那么，影响卵巢功能的因素有哪些呢？

无法改变的遗传或先天因素

先天性的卵巢发育不良或者是某种疾病均可能导致卵巢的早衰，如先天性无卵巢或幼稚型卵巢；还有某些卵巢肿瘤，如颗粒－卵泡膜细胞瘤、支持－间质细胞瘤等都可影响卵巢激素分泌及排卵，导致女性卵巢早衰。

最无奈的因素——年龄

虽然女性都不想提起年龄，但是不得不说，年龄是影响卵巢功能最直接也是关系最密切的因素。随着年龄的增长，卵巢里的卵泡逐渐耗竭，卵巢功能不可逆地衰退。35 岁以后，卵子的质量逐渐下降；37 岁以后，卵巢排卵的能力也逐渐下降，气血功能也在逐渐减退，有生二胎意愿的高龄女性一定要注意自己卵巢的功能是否还良好。

手术因素

做过卵巢手术、子宫手术、输卵管手术，以及人工流产等，势必对卵巢功能造成影响，同时也会伤气耗血。

对于卵巢切除术，研究表明，一侧卵巢切除术对停经年龄没有影响。针对多囊卵巢不当的打孔可能导致卵巢功能减退或永久丧失；进行卵巢囊肿剥除术时，剥除囊肿时会带走正常的卵巢组织；手术中的电热损伤及卵巢的缝合影响血供，可能影响卵巢储备功能。

输卵管手术包括绝育手术、宫外孕手术、输卵管积水切除术，手术中切除过多的系膜和缝扎周围过多组织会影响卵巢的血供，并使卵巢对促排卵药物反应性降低。以前大多数医生认为流产不会对卵巢功能造成影响，但是目前流产对卵巢功能的影响已引起关注。妊娠时，由于体内雌、孕激素处于较高水平，对垂体乃至整个生殖内分泌系统处于抑制状态。突然人为地中止妊娠，体内激素急剧下降，但垂体仍处于抑制状态，短时间内还无法恢复对卵巢的调控，卵巢处于抑制状态，因此会出现卵泡发育及排卵的障碍。有研究表明，无论是药流还是“人流”都会对卵巢功能造成影响。随着流产次数的增加，不良影响也会增加。所以，女人要格外爱惜自己！

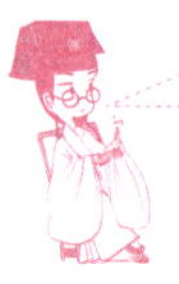

流产损伤气血，气血不畅势必影响卵巢功能。

放射因素

长时间或经常被放射线辐射，会使卵巢卵泡丧失。若放射线的剂量超过一定的范围，那么女性的卵巢将受到不可逆的损害。

不得不防的疾病因素

以月经异常、不孕、多毛、肥胖等为主要临床表现的多囊卵巢综合征会影响卵巢的功能。女性有痛经、慢性下腹疼痛、性交痛等，可能是子宫内膜异位症，这种疾病也会影响到卵巢功能。严重的盆腔炎会导致卵巢、输卵管脓肿及盆腔粘连，也会影响卵巢的正常功能。

上述疾病为妇科疾病，其实非妇科疾病也会影响到卵巢的功能，如脑垂体及下丘脑肿瘤、肾上腺功能异常、甲状腺疾病、糖尿病、肾病综合征、红斑狼疮等。其中，肾上腺功能异常是常见的引起卵巢囊肿的原因，还可以影响下丘脑－垂体－卵巢轴的关系异常与激素分泌异常。而糖尿病或高血压会导致供应卵巢的血管变细，卵巢功能也会受到影响。

饮食因素

31 岁的叶女士从小口味偏淡，当家人都觉得食物过淡，想要加盐时，叶女士总是拒绝给自己加盐。她不光口味淡，还十分崇尚清淡的饮食。当然，多吃清淡的饮食对人体是有益的，但是叶女士实在矫枉过正，清淡太过，正如一首歌里所唱的那样：“菜里没有一滴油。”时间一久，叶女士的身体就出现了问题，她的面色没有光泽，月经量也变得很少。因为要孩子一年多没要上，所以前来就诊。在我的建议下，她恢复了正常的饮食。经过一段时间的调理，她的面色逐渐又有了光泽，月经量也逐渐恢复正常，我建议她试着要一要孩子，很快就怀上了，一共就花了个挂号费。后来她和丈夫来门诊感谢我，我也非常高兴。

当然，过于油腻的饮食也会影响卵巢的功能。有些女性经常出差忙于公事，饮食自然也就不太注意，这样的行为也会伤害卵巢。如果女人出现了重度的营养不良或者是饮食中缺乏某些重要的营养物质，就可能导致卵巢的功能减退，出现卵巢早衰。当然，营养过剩同样也会影响气血化生。所以，平时要注意保持饮食营养均衡。

精神因素

精神因素也可以导致卵巢早衰。如果女性精神过度紧张或者是过度焦虑，可对下丘脑－垂体－卵巢轴产生影响，导致卵巢功能的减退。女人如果精神压力过大，时间长了就会引起自主神经功能紊乱，影响到人体内分泌调节，以致卵巢功能过早衰退。中医讲“思则气结，悲则气消”等，情志不畅会影响人体的气血运行，从而导致卵巢功能下降。

运动因素

不经常锻炼、长时间坐卧，或者运动时间过久，对卵巢和身体的损害也是不容忽视的。

生活习惯因素

不良的生活习惯，如过度减肥、熬夜、不离烟酒等都会损害卵巢的功能。

爱美是女人的天性，爱瘦也是女人的天性，但是过度减肥可以导致卵巢早衰。过度减肥会导致雌激素分泌不足，进而会导致月经的紊乱，甚至出现闭经，而不正常的闭经会抑制卵巢的排卵功能，会导致卵巢早衰，如果不能得到及时治疗的话，卵巢早衰会进一步导致月经紊乱，这样就形成了恶性循环。

熬夜危害多多，会长痘痘，使面色暗沉。这些都是卵巢功能受到影响的表现。

酒精和香烟中的尼古丁会干扰正常的月经，从而导致月经紊乱而出现卵巢早衰，所以女性一定要远离烟酒。

性因素

性生活不和谐、经常吃避孕药等都会对卵巢功能造成影响。

影响卵巢功能的因素还有很多很多，在此就不一一列举了。这么多的因素，希望能够引起广大女性朋友的注意，爱护卵巢，呵护自己。

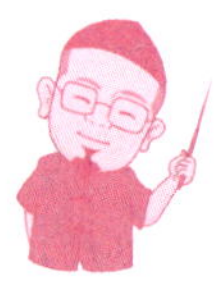

4. 化验指标只是参考，而非判决

雌二醇、FSH、LH、AMH 这些名词，有的还是英文缩写，乍一听感觉很专业，让人望而却步，云里雾里。那么，它们究竟是何方神圣？且容我一一道来。

不知道大家是否听过性激素六项，这是临床上常用的检查项目之一。性激素可以刺激人体各个器官，使其发挥正常的生理功能。因此，性激素是非常重要的。性激素六项检查包括卵泡刺激素（FSH）、黄体生成素（LH）、雌二醇（E_2）、孕酮（P）、睾酮（T）、催乳素（PRL）六项。这些激素每一种都有其特殊的作用，激素值过高或者过低都会影响身体健康，导致疾病的出现。接下来我们来介绍雌激素六项中的雌二醇、FSH 和 LH。AMH 并不包括在性激素六项中，以后我们将单独介绍。

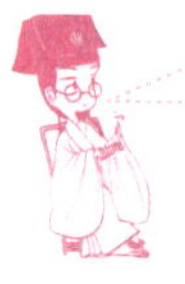

检查性激素六项应在月经第 2~3 天早上空腹抽血，检查 AMH 不受经期限制，早上空腹抽血即可。

促进女性第二性征发育——E_2

雌二醇常缩写作 E_2，主要由卵巢成熟滤泡分泌，妊娠三个月后 E_2 也可由胎盘大量产生。E_2 是天然雌激素中生物活性最强的一种，能促进和维持女性生殖器官、乳腺、长骨生长并维持女性性征，能使子宫内膜增生，加强子宫平滑肌的收缩，使乳腺增生，可以拮抗雄激素。E_2 测定的临床意义如下：

①青春期前，如 E_2 含量升高，有助于女性性早熟的诊断。

②在月经周期，动态观察 E_2 水平，可协助判断和确定排卵的时间。在排卵前 E_2 多在 360pg/mL 左右，而当 LH 峰值出现的当天，E_2 则下降，次日达到最低点。

③正常妊娠期间，血液中的 E_2 含量随怀孕周期而增高，双胎和多胎妊娠时升高更为明显。

正常妇女月经周期 E_2 参考值为，卵泡期：早 79.7±3.8pg/mL，晚 144±10.3pg/mL；排卵期：214.1±27pg/mL；黄体期：早 122.7±8.2pg/mL，中 184±7.0pg/mL，晚 106±8.4pg/mL；绝经期：6.3±4.4pg/mL。E_2 增高可见于妊娠、多胎妊娠、妊娠糖尿病、肝硬化、卵巢癌、浆液性囊腺癌、冠心病、系统性红斑狼疮、女性性早熟等。E_2 降低可见于妊娠高血压综合征（特低者提示宫内胎儿死亡、畸形、无脑儿或垂体、卵巢性不孕）、皮质醇增多症（通过负反馈作用，垂体分泌促性腺激素受抑制）、妊娠期吸烟妇女、葡萄胎患者、更年期综合征等。

促进卵泡成熟发育——FSH

卵泡刺激素又叫促卵泡激素，现代医学简称为 FSH，它是由脑垂体分泌出的一种物质，决定着人体精子与卵子的发育及成熟，对于生殖功能起着非常重要的作用。参考值：女性，月经周期中卵泡期水平比黄体期高，周期中期出现一高峰，范围 1.7~8.5mU/mL；男性，0.9~9.8mU/mL，均在 50 岁以后由于性腺功能减退而有增高趋势。

我以前接诊过一位30岁的黄姓女士，卵巢早衰1年，FSH最高值18mU/mL，月经期总是不准。她想要孩子又不敢要。我建议她尝试一下，后来她发现自己怀孕了，非常惊喜。这个故事告诉我们，就算激素水平不在正常范围，也有怀孕的可能。

促使排卵——LH

黄体生成素又叫促黄体素，简称为LH，是由腺垂体细胞分泌的一种糖蛋白类促性腺激素，可促进胆固醇在性腺细胞内转化为性激素。对于女性来说，它与FSH共同作用，能促进卵泡成熟及排卵，维持黄体功能，促进孕激素和雌二醇的分泌。对于男性来说，黄体生成素促成睾丸间质细胞合成和释放睾酮。

用检测微粒子化学发光法检测，女性血清LH参考值：卵泡期，2.12~10.89mU/mL；排卵期：19.18~103.03mU/mL；黄体期：1.20~12.86mU/mL；绝经期：10.87~58.64mU/mL。

卵巢功能的评价指标——AMH

至于AMH，是指抗穆勒氏激素，由卵巢中的原始卵泡分泌。在成年女性中，AMH只来源于卵巢，可作为卵巢储备功能的评价指标，预测促排卵的效果。

其临床意义为：是评价卵巢储备功能的良好指标，使用方便，可预测绝经年龄，为多囊卵巢综合征（PCOS）的诊断提供新的参考指标；对卵巢早衰、卵巢颗粒细胞瘤、儿童性别发育异常的诊断有重要的意义；在辅助生殖技术（ART）前能准确地预测卵巢反应，帮助制订个体化刺激方案，在一定程度上提高妊娠率，降低并发症风险。

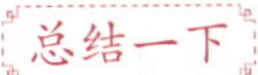

一般认为，女性 E_2 水平高一些比较好，FSH、LH 水平越低越好。育龄女性 AMH 水平 1.18mg/L 可作为诊断卵巢储备降低的阈值。AMH 水平过高提示多囊卵巢综合征。有文献指出，低 AMH 与流产也有关系，所以建议女性在备孕前检查一下 AMH。

值得注意的是，这些化验指标只是参考，并非最终判决。我们要全面客观地看待这些检测结果，这次检查和上次检查进行比较才能看出身体的变化。文中所述黄女士的故事也说明了，即使某项指标不在正常范围，生下一个健康的宝宝也是完全有可能的。再说了，现在医学也在不断进步，即使卵巢功能真的不好，通过治疗也是完全有可能改善的。贵阳的一对夫妻已经多年没有要上孩子了，女方的 AMH 仅为 0.06ng/mL，这些年来不知道看了多少大夫，很多大夫都束手无策，这对夫妻说：“苏大夫，我们感觉自己到哪个地方去看病，就像去‘踢馆’一样，简直是‘踢馆’专业户。”他们来一次特别难，贵阳距北京有 2000 多公里，坐火车要 20 多小时。后来经调理，在一段时间后自然受孕，生下了一个小囡囡。

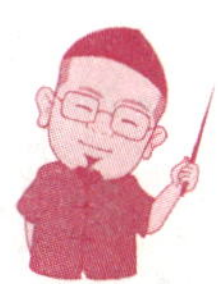

5. 卵巢怎么保养

卵巢是女性重要的生殖器官，女性体内共有 2 个卵巢，其主要功能是分泌性激素和产生卵子。雌激素能促进女性生殖器官、第二性征的发育和保持，可以说女性能焕发青春活力，卵巢的作用功不可没。而卵巢早衰对于女性的危害非常严重，会造成女性月经不调、闭经、雌激素水平下降，严重者会造成女性不孕等后果。卵巢如此重要，大家是否知道该如何保养呢？

饮食保养

在月经期间，一定要选择清淡、汤汤水水的食物，比如豆浆、瘦肉粥等。平时也要多吃蔬菜，如卷心菜、菜花等，因为这些蔬菜里含有很丰富的维生素，能够起到保养卵巢的效果。

平时可以经常食用富含植物性雌激素的食物，如豆类、小麦、黑米、葵花子、洋葱等。豆浆可以增加雌激素，对保养子宫和卵巢有很好的效果。用大豆、黑豆每天打豆浆喝，是非常安全的补充植物性雌激素的方式，应长期坚持。但如果有乳腺增生，则要适当控制摄入量。另外，牛奶、鱼、虾等食物也能弥补由于雌激素分泌不足对女性身体造成的影响。

此外，还应多摄入蔬菜瓜果。其中含有的维生素 C、维生素 E 及胡萝卜素是抗衰老的最佳营养素。维生素 C、维生素 E 还可延缓细胞因氧化所产生的老化，让青春容颜尽量“经久不衰”。叶酸是一种水溶性的 B 族维生素，大量存在于绿色蔬菜、柑橘类水果及全谷类食物中，能降低女性卵巢癌的发生率。瑞士的研究人员发现，常吃富含叶酸食物的女性，其发生卵巢癌的概率比很少吃含叶酸食物的女性减少 74%。

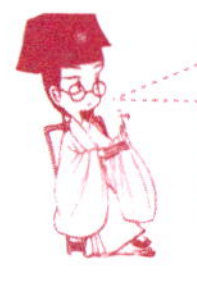

另外有一点要注意，现在流行的红豆、薏苡仁等食物均有利水渗湿的作用，不宜久服。女性久服会加重气血亏虚，反而影响月经、备孕，这点千万要注意。

情绪保养

女性要善于调节自己的情绪，正确对待发生的心理冲突，学会适当发泄出心中的不良情绪，这对保养卵巢会有一定的帮助，因为良好的情绪可以帮助人体内分泌系统正常运转。

运动保养

坚持运动的女性，卵巢衰退的时间要比不运动的女性晚，大家可以选择一种适合自己的运动方式，坚持下去。比如，瑜伽就是一种不错的运动方式，练习者通过特殊的锻炼动作，配以特殊的呼吸方式，更重要的是与精神调整相配合，可以疏通女性器官的气血循环，调整激素的分泌，特别是对月经不调、输卵管不通、产后阴道松弛、盆腔炎等有很好的效果。同时，还可以恢复女性因流产或生产后丧失的“元气”，有助于气血流通，使女性由内而外地散发一种青春的气息，延缓衰老。

生活习惯保养

生活有规律、起居有常、保持睡眠充足、做到劳逸结合等健康而有规律的生活习惯，都能帮助保养卵巢。

卵巢保养得好，可以使面部皮肤细腻光滑，白里透红，永葆韧性和弹性；可使女性胸部丰满、紧实、圆润；还可以促进生殖和机体健康，调节并分泌雌激素，提高两性生活质量。

卵巢功能不好会影响雌激素分泌及性功能，肤质、肤色和女性三围体态，使女性脸部发黄、身体臃肿、阴道干涩，并提早进入衰老的状态，因此卵巢保养对女性朋友来说非常重要。

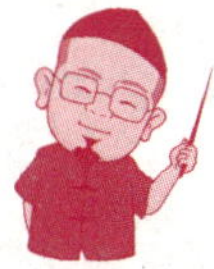

6. 让拔罐激发你孕育的“洪荒之力”

奥运会上，“飞鱼”菲尔普斯一身“罐印”让世人重新认识了中医的拔罐疗法。其实，拔罐历史悠久，在古代被称为“角”法，因为当时没有陶瓷或玻璃，只能用动物的角进行拔罐。或许大家只知道拔罐能缓解肌肉酸痛，殊不知，拔罐在疏通经络、调经促孕方面也有不容小视的“洪荒之力”。

我在这里为大家推荐两个穴位，一是次髎穴，一是丰隆穴。我在门诊坐诊的时候，经常跟女性朋友讲，良好的排卵是孕育的关键。多囊卵巢、卵巢早衰、卵巢储备功能下降，对怀孕影响最大的就是不排卵。中医认为，排卵要依靠脾胃化生的气血精微作为物质基础，同时在肾气的温煦滋养作用下才能正常进行。所以，我为大家推荐的这两个穴位正是紧扣这两个环节设定的。

次髎穴属于足太阳膀胱经，位于髂后上棘与后正中线之间，正对第 2 骶后孔，是调畅盆腔气血运行的一个重要“开关”。很多求子的女性多抱怨生理期腰骶部酸胀、坠痛，这都是开关不灵的表现。

再说说丰隆穴，位于小腿前外侧，外踝尖上 8 寸，距胫骨前缘二横指处，是足阳明胃经的穴位，有运健脾胃、化痰补肾的功效。对次髎和丰隆拔罐，既可以打通源头，还能启动开关，可想而知坚持一段时间后这排卵功能是会有多强，要个宝宝是不是就没那么难了？

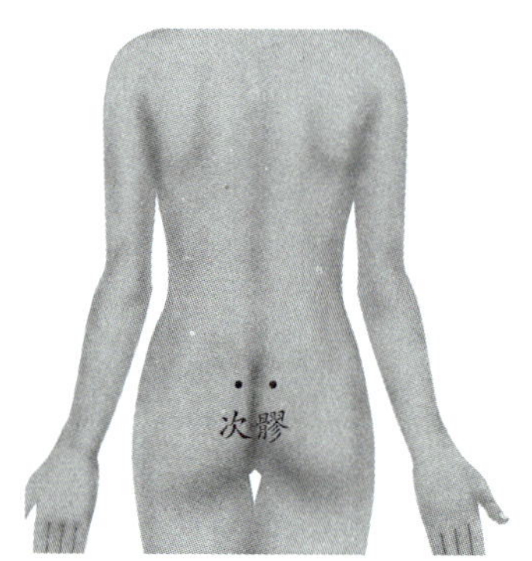

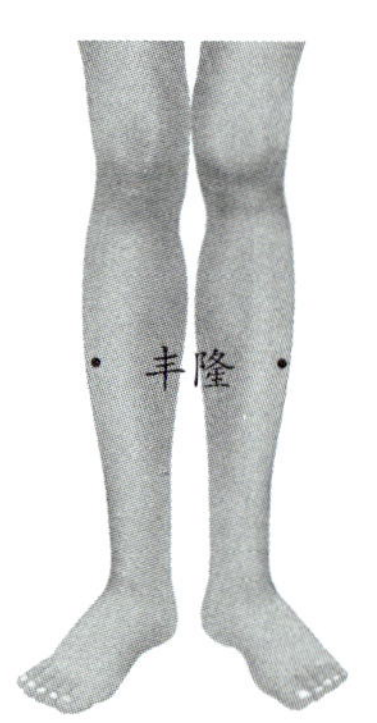

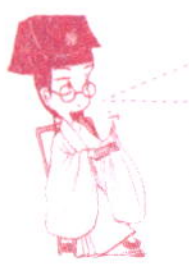

这两个部位非常适合拔罐，无论是竹罐、瓷罐还是气罐都可以，如果是闪罐一般 20~30 次为宜，留罐 10~15 分钟。月经结束到排卵前都可操作，每隔 3 天 1 次。当然，如果能配合内服汤药，外敷好孕贴，效果就更佳了。

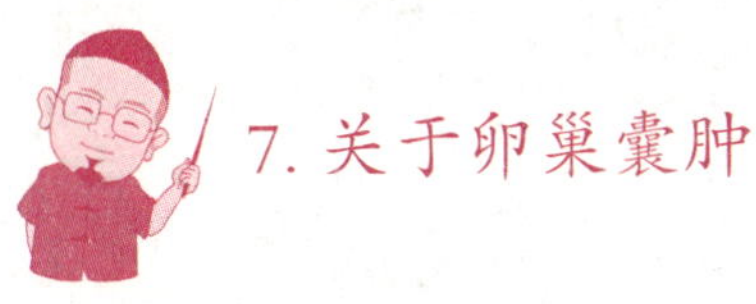

7. 关于卵巢囊肿

卵巢囊肿是什么

卵巢囊肿是指卵巢上长出的囊性肿物，有各种不同的形态，如单一型或混合型、一侧性或双侧性、囊性或实质性、良性或恶性。通常可分为两大类，一类是生理性卵巢囊肿，一类是病理性卵巢囊肿。

生理性卵巢囊肿可随卵巢周期变化而自行消失。正常情况下，卵巢是实质的组织，少数情况下，滤泡囊肿及黄体囊肿生长过速，造成卵巢的组织牵扯而裂开流血。这些血液因没有出口而包裹在卵巢内，形成血肿。但无论是囊肿还是血肿，均可在数个月内逐渐缩小并自行消失。如果卵巢囊肿经随诊没有缩小或反而增大，以及青春期前的女孩和绝经后的妇女出现的囊肿，应怀疑卵巢肿瘤的可能，往往需要借助进一步的辅助检查，甚至手术来诊断和治疗。

卵巢囊肿在临床上常表现为小腹疼痛、小腹不适、白带增多、白带色黄、白带异味、月经失常，通常小腹内有一个坚实的肿块。如果是恶性或炎症情况，肿物活动受限，有压痛，甚至出现腹膜刺激征、腹水等。卵巢囊肿会引起不孕，这和囊肿的大小并没有直接的关系。

为什么会有卵巢囊肿

据统计，20%~25% 的卵巢囊肿患者有家族史。内分泌紊乱、雄激素产生过多也是重要原因。长期的饮食结构失衡、生活习惯不好、心理压力过大，可以出现生理性卵巢囊肿和卵巢真性肿物。滥用诸如丰乳、减肥、延缓衰老等激素类药物及滋补品的女性，得卵巢囊肿的概率会大大提高。其实，卵巢囊肿从中医上讲多是由于气血不通导致的癥瘕积聚。

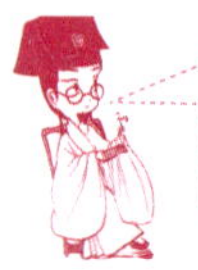

从中医角度来看，卵巢囊肿的成因是痰瘀凝结、痰饮停聚而阻滞气机，引起气滞血瘀，凝结成块。

治疗方法

良性肿瘤的患者如果选择切除治疗，手术时一定要检查对侧卵巢的情况，如果对侧也有肿瘤则必须切除，必要时还要做冰冻切片病理检查。良性肿瘤术后易复发。对于恶性肿瘤的患者，手术是首选方法，其手术范围要广，一般切除全子宫、双侧附件加大网膜，术后还需进行化疗、放疗。

一般直径 4 厘米以上的卵巢囊肿才考虑手术治疗，对于有生育要求的女性最好等生育之后再做手术。中医对于直径较大的卵巢囊肿也有一定的帮助，比如 25 岁的张女士被检查出有一个直径近 6 厘米的囊肿，求治于一家西医院，医生要求做手术，并开了许多激素类药品。张女士来我的门诊就诊，经过四诊合参，确诊她是寒气郁结，需要戒寒凉。于是进行中药调理，坚持不碰凉水、不喝凉水、不洗冷水澡。坚持了一年，她再去复查，发现肿块已经消失了。之前还有位西安患者一侧卵巢囊肿直径达到 11 厘米，经过调理自然受孕，产下健康的男宝宝。所以，卵巢囊肿并非一切了之。

卵巢囊肿的治疗方式取决于患者年龄、是否恶性，以及囊肿的部位、体积、大小、生长速度，是否保留生育功能及患者的主观愿望等因素。不同的人，不同的体质，最佳的治疗方式都不同。

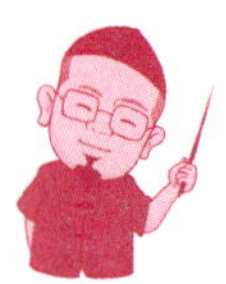

8. 多囊卵巢综合征

什么叫多囊卵巢综合征

多囊卵巢综合征（PCOS），是一种很常见的妇科疾病，它的本质是内分泌疾病。引起 PCOS 的原因目前学术界尚无确切的定论，可能跟遗传因素及器官功能障碍有关。

当你发现自己出现月经失调、不停地长痘痘、肥胖、男性化表现、不孕等症状时，可能患了多囊卵巢综合征。真正要确诊是否是 PCOS，一定要去正规医院做检查。

多囊卵巢综合征可能会引起很多其他并发症，比如肿瘤、息肉等。因此，这个疾病也是不容小觑的。

B 超多囊样改变，不一定是多囊卵巢综合征

我们一起来看一看临床中是如何诊断多囊卵巢综合征的。

目前国际上通用的诊断多囊卵巢综合征的标准是：①稀发排卵或无排卵；②高雄激素的临床表现和（或）高雄激素血症，LH/FSH>2.5；③超声表现为多囊卵巢，即一侧或双侧卵巢有 12 个以上直径为 2~9 毫米的卵泡和（或）卵巢体积大于 10 毫升。上述三条中符合两条，并排除其他疾病，如先天性肾上腺皮质增生、库欣综合征、分泌雄激素的肿瘤等，即可诊断为多囊卵巢综合征。

下图虽然 LH、FSH 均在正常范围，但 LH/FSH>2.5，加之睾酮升高，符合多囊卵巢综合征的诊断标准。

姓　名：　　性别：女　年龄：26岁　　样本类型：血液
门诊号：80195304[illegible]22　科室：妇科门诊　临床诊断：月经不规则

检验项目	结果	提示	参考范围		单位
1 促黄体生成素	14.5		卵泡期：1.9~12.5 黄体期：0.5~16.9	排卵期：8.7~76.3 绝经期：15.9~54.0	IU/L
2 雌二醇	216.1		卵泡期：71.6~529.2 黄体期：204.8~786.1	排卵期：234.5~1309.1 绝经期：0.0~118.2	pmol/L
3 泌乳素	7.94		2.8~29.2		ng/ml
4 孕酮	3.20		卵泡期：0.00~4.45 黄体期：10.62~81.28	绝经期：0.00~2.32	nmol/L
5 睾酮	2.94	↑	0.49~2.64		nmol/L
6 促卵泡激素	5.7		卵泡期：2.5~10.2 黄体期：1.5~9.1	排卵期：3.4~33.4 绝经期：23.0~116.3	IU/L
7 胰岛素	14.11		3.00~25.00		μU/ml
8 C肽	1.46		0.81~3.85		ng/ml

20 岁的王某 B 超显示卵巢多囊样改变，她十分恐慌，甚至一度绝望，找我看病时不停地问，自己这么年轻怎么会得上这种病。我知道，遇到这类病人一定要给她们解释清楚，要不然会形成心病的。于是，经过一番"苦口婆心"的解释后，她才安定下来。那么，我到底跟她说了什么呢？

我耐心地跟她解释："多囊卵巢综合征是疾病名称，主要表现为肥胖、闭经、多毛、双侧卵巢呈多囊性增大，以及不孕。而卵巢多囊样改变仅仅是一种 B 超检查的表现，可以见于多囊卵巢综合征，也可以见于正常人。要确诊多囊卵巢综合征，还要做其他的检查。总之，B 超多囊样改变，不一定是多囊卵巢综合征。就算真的是多囊卵巢综合征，通过正规的治疗，是完全可以控制甚至治愈的，完全不会影响到正常的生活、生育。"我的话像是给王某吃了一颗定心丸，她在我的建议下又去检查了激素六项，发现是正常的，才完全松了口气。

在这里，我们一定要明确区分好两个概念，即多囊卵巢与多囊卵巢综合征。当内分泌调节障碍时，体内激素发生紊乱，造成卵巢增大，包膜增厚，卵泡不能发育成熟，不能正常排卵，因此在卵巢上形成大小不一的囊泡，称其为多囊卵巢。多囊卵巢综合征是由多囊卵巢引起的一系列症状，具体表现为肥胖、胰岛素抵抗、月经量少甚至闭经、功能性子宫出血等。

因此，B 超多囊样改变，不一定是多囊卵巢综合征。

多囊卵巢综合征影响生孩子吗

现代科学发展迅速，多囊卵巢综合征是可以治疗的。只要正规治疗、提前治疗，怀上一个宝宝是很有希望的。某明星曾自曝患上了多囊卵巢综合征，担心自己不能再生下一胎了，然而不久就生下了第二个孩子。所以说，得了此病的女性千万不要担心自己以后生不了孩子。

治疗方法

药物治疗是最常见的治疗方式之一，通过口服药物来改变体内的激素水平，将内环境维持在一个比较稳定的状态下，连续服药，卵巢可能会慢慢恢复到原来的状态。不过，长期服用激素会引起许多不良反应。

20 世纪 90 年代也曾有通过手术治疗多囊卵巢综合征的方法，由于疗效不理想，现已被淘汰。

多囊卵巢综合征的患者千万不要忽视自身调理的重要性，要加强运动锻炼，放松身心；减肥也有助于患者恢复排卵；合理作息，不要过于劳累，不要经常熬夜；选择适宜的居住环境，避开潮湿的居住环境，防止寒气侵入体内；要注意饮食均衡，控制体重，避免高脂、高热量饮食，少吃肥肉及其他油腻的食物，不近烟酒，不吃辛辣刺激的食物。

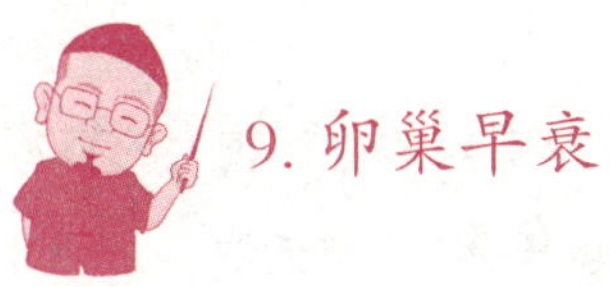

9. 卵巢早衰

卵巢早衰是什么？如何治疗

卵巢早衰（POF）是指女性在初潮以后到 40 岁以前，由于卵巢功能减退而引起月经失调、性欲减退、性功能减低、不孕、更年期综合征等一系列症状的疾病。在大部分病例中，卵巢早衰的病因尚不确切，小部分病例可能是由遗传因素与免疫因素引起的。卵巢早衰可以采用激素治疗、免疫治疗、干细胞治疗等。对于已处于卵巢早衰晚期或由于各种原因导致卵巢阙如者，卵巢移植目前已成为一种很成熟的治疗手段。

如何预防卵巢早衰的发生

①保持良好的情绪：好的情绪对于女性保持健康非常重要。一个经常抑郁、烦躁、发怒的女性，其卵巢早衰的概率会增大。如果人长期处于不良情绪中，就会影响体内激素的正常分泌。

②节制房事：女性在闭经后，身体容易受损。过多的房事会损伤肾气，继而导致卵巢功能减退。

③不用劣质的化妆品、染发剂：劣质的化妆品、染发剂中含有苯、汞化合物，可以通过皮肤黏膜吸收，导致女性卵巢功能严重受损。

④养成良好的作息习惯：如果女性每天睡眠不足或者经常熬夜的话，会影响到身体的免疫力，使女性出现月经失调、卵巢早衰等现象。

⑤注意饮食结构的合理性：一定不要暴饮暴食，少吃生冷、辛辣刺激的食物。

⑥适当运动，避免久坐：长时间坐着不活动，会影响卵巢、子宫的血液循环，从而阻碍卵巢的营养供给，久而久之，会影响卵巢的正常功能。因此，久坐后，一定要适当运动，促进血液循环。

⑦新装修的房子不要立即入住：室内装修后含有对人体危害较大的有毒物质，如甲醛等，会引起女性月经紊乱，在一定程度上损害生殖系统。

⑧不接触放射线：因工作、疾病或意外事故接受大剂量或长时间的放射线，可致卵巢早衰。

⑨不长期服用避孕药，不经常流产：怀孕时，女性体内的雌激素、孕激素水平升高，反复做人流手术会人为地终止妊娠，使体内雌激素、孕激素水平急剧下降，可导致月经不调甚至闭经，造成卵巢早衰。长期服用紧急避孕药，势必会影响卵巢功能，导致卵巢早衰。

所以，姑娘们一定要好好爱护自己。

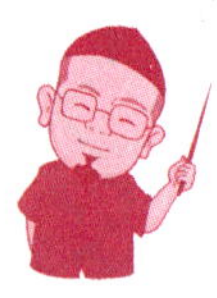

10. 怎么监测排卵

有两对夫妇，同时结婚，其中一对在婚后两个月就传出了怀孕的喜讯，而另一对夫妇却一直没有传来好消息。其实，排除了疾病原因，同房时机也是受孕的关键，而同房时机的选择与女性的排卵期大有关系。因此，监测排卵就成了孕前必不可少的步骤。

男性的精子每天可以有很多，但是女性的卵子每个月有一定的数量。因此，在排卵期同房会大大提高受孕的概率。监测排卵有很多种方法，比如生理周期计算法、B超监测法、排卵试纸监测法、基础体温法、宫颈黏液法。下面，我将逐一介绍这些方法。

生理周期计算法

所谓生理周期计算法，就是根据生理周期来计算排卵期的方法，这种方法只适用于月经周期规律的女性。当月经正常时，下一次月经前12~16天就是排卵日，排卵日的前5天和后4天加一起成为排卵期。

这个方法很简便，只需要你对着日历数一数日子就行了。当然，月经不规律的人群是不适用的。

B超监测法

这是一种通过B超观测排卵的方法。B超可以看出哪一侧卵巢内有几个卵泡在发育、大小是多少、是不是已经接近排卵的时间。一般在月经周期第10天左右开始监测，通过观察卵泡直径的变化来判断是否排卵。在排卵前4天，卵泡直径平均每天约增1.5毫米，在排卵前卵泡成熟，直径可达18~22毫米，排卵后卵泡消失。连续监测可见在排卵前卵泡不断长大，当最大的卵泡消失时，提示发生排卵。

这种方法适用于月经不调、内分泌失调、一侧输卵管不通的女性，因为其排卵不规律，所以通过B超监测了解自己卵子的发育情况是可取的。B超监测费用不便宜，月经正常的女性可以先试一试其他监测排卵的方法。另外，B超监测法可以2天做1次，必要时可以1天1次，这就需要充足的时间。因此，忙碌的女性朋友要注意，如果急切想备孕，一定要妥善安排自己的时间。

排卵试纸监测法

排卵试纸是通过定性检测人尿液中黄体生成素（LH）的水平来判断是否排卵。正常女性体内保持有微量的黄体生成素，在月经中期 LH 的分泌量快速增加，形成一个高峰，并在此后 48 小时内刺激卵巢内成熟卵子释放，这段时间是受孕的大好时机。

排卵试纸的检测样本是尿液，采取尿液的最佳时间是早 10 点至晚 8 点，注意测试前不能喝酒或饮水。从月经来潮的第 10 天开始测，每天测一次，每天测的时间最好一致。如果发现颜色逐渐加深，就要增加测的频率，尽量测到试纸显示强阳性，发现颜色转弱就可以同房。

此种方法适用于尿液正常的女性。值得注意的是，排卵试纸测试的是女性体内的黄体生成素，而这种激素受到女性的情绪、所处的环境、温度、饮食的影响，所以会有一定的误差。还有一点需要提醒，多囊卵巢综合征的患者 LH 水平高，不适用此法。

基础体温法

这个方法就是每日测体温，并且记录自己的体温数据，画成曲线。正常女性的基础体温应该呈双曲线，曲线中间体温最低的那天就是排卵日，因为排卵之后体温会上升。但要注意，要在每天早上醒后立即测量，不说话、不穿衣、不喝水、不下地大小便。另外，还要注意自己有没有感冒发烧的情况。这个方法适用于月经不调的女性。

宫颈黏液法

宫颈黏液是指由宫颈黏膜腺细胞分泌的黏液。排卵日前夕和排卵日时宫颈黏液最多，所以可以根据黏液的状况判断是否是排卵期。在月经后 10~12 天要每天观察 1 次，当拉丝较长时可以每天检查 2~3 次，在拉丝突然降低的

2 天内，也要每天检查 2 次。对于宫颈黏液的观察，至少要 3 个月左右，这样总结出来的规律才有一定的意义。这种方法适用于身体（尤其是生殖系统）无器质性病变的怀孕困难者，而流产后、近绝经期或周期不规则、有生殖道炎症的女性，使用此法有一定困难。

不同的人群需要选择不同的监测方法，对于一般人群而言，可以把多种方法结合在一起使用，可能会更加准确地测到排卵期。

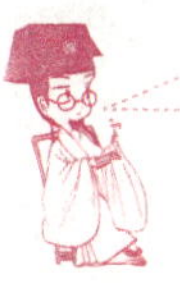

监测排卵有两个意义，一是根据排卵期指导同房，二是判断是否有排卵。对于月经规律的女性而言，可以使用生理周期计算法；试纸监测排卵较为准确方便；B 超可以看到哪一侧卵巢排卵，对一侧输卵管不通的女士意义较大；测基础体温的方法由于可操作性不强，临床使用越来越少。

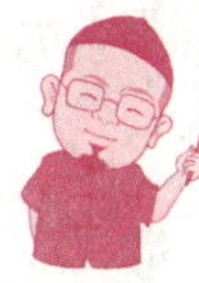

11. 怎么根据排卵时间安排同房？常见的不合理的同房方式有哪些

同房是一个技术活，想要小宝宝的小夫妻可以看看怎么根据排卵时期安排同房。

三个法宝握在手

法宝一：女性可以通过基础体温、B 超、排卵试纸等来推测自己的排卵期。在排卵期内同房，受孕的概率比较大。

法宝二：备孕期间性生活要适度。同房次数过频可致精子数量减少，质量降低，反而不利于怀孕。

法宝三：保持轻松愉悦的心态。过度紧张或焦虑会影响精子、卵子的质量。

写在备孕之前

备孕之前，夫妻双方都应该规律作息，放松心情。女方可以提前补充叶酸、吃黑豆，拒绝不健康食品。男方可以通过吃番茄来补充番茄红素，提高精子的质量和活力。

夫妻还可以一起去医院进行孕前检查，确保优生优育。

不合理的同房方式

①同房次数不合适：同房次数过少，不利于怀孕。因为精子产生后，便离开睾丸来到附睾处，暂时贮存在那里。一旦贮存时间过长，精子的活力就会下降，甚至死亡而被吸收，同时，精子、卵子相遇机会也少，也就不容易受孕。而同房次数过多，会使排出的精液中精子数量减少且发育不成熟，同样不利于怀孕。只有规律地进行房事，才能保证精子的数量和质量，才有可能怀孕。

②姿势不正确：如果性交体位错误，就不利于精液到达宫颈口，造成难以受孕的情况。

③没有合适的氛围和情绪：很多人的卧室气氛不足，对双方的情绪有不利的影响。费些心思、花点精力，不难营造卧室的性感气氛。而当夫妻双方感受到来自家人或亲戚朋友催生孩子的压力时，会出现紧张或焦虑的情绪。而情绪不佳不利于房事的推进，更不容易受孕。

健康、合理的同房方式会带来一系列有利于身心健康的生理和心理效应，也会促进受孕。而不合理的同房方式不仅不利于怀孕，也影响夫妻生活和感情。

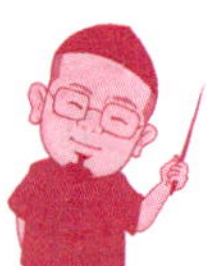

12. 卵泡黄素化是怎么回事？应该怎么办

卵泡黄素化综合征是很多人都没有听说过的名词，但它已成为女性不孕的一大杀手。一般是指卵泡处于成熟期，但是没有发生破裂的现象，并且卵细胞未排出而出现原位黄素化，最终形成黄体并分泌孕激素，从而发生一系列类似排卵周期的现象的改变。通俗地说，卵泡黄素化综合征就是女性体内有卵泡生成，但是并没有真正破裂排出，而是窝在卵巢里，也就是所谓的“假排卵”。

目前卵泡黄素化的病因尚不明确，目前较多的设想是因为中枢内分泌紊乱，卵巢局部障碍或精神心理因素。因此，治疗时可以从这些方面着手，会有一定的效果。

正常女性偶尔也可见卵泡黄素化，但这与卵泡黄素化综合征不同。卵泡黄素化综合征的诊断需要结合临床表现和相关检查，而卵泡黄素化只是偶尔有黄素化的未破裂卵泡。

如何判定是否患卵泡黄素化综合征

①临床表现：不孕症；月经周期和月经量无异常；可合并有子宫内膜异位症或者慢性盆腔炎（粘连）的表现；偶有黄体期稍短或孕酮水平较低等表现，但无特异性；临床一般常用的监测排卵方法，如基础体温、B 超监测等均提示为“排卵性”月经。

②相关检查：可以通过 B 超连续检测、腹腔镜检查、内分泌检查等相关检查来确诊卵泡黄素化综合征。

3 个妙招帮您解决困扰

①心情最重要：精神过于紧张、焦虑等可导致卵泡黄素化综合征的发生，精神心理咨询治疗有助于恢复正常的排卵功能。放松心情，不要想着自己是得了什么绝症，现在医学手段多样，科学技术发达，没有什么过不去的坎儿，不要给自己太大的压力。

②接受正规治疗：促排卵治疗和手术治疗是常见的治疗方法。在进行促排

卵治疗前，必须积极处理造成卵泡黄素化综合征的局部机械性因素，如子宫内膜异位症、慢性盆腔炎、盆腔粘连等。药物促卵泡破裂也是一种治疗手段，用药2~3个周期仍然没有排卵，可以转用其他办法。

③调整生活方式：正常休息，不要熬夜。正常饮食，“祸从口入”，不要乱用保健品。可以做一些运动来促进排卵，比如慢跑、游泳、瑜伽等。

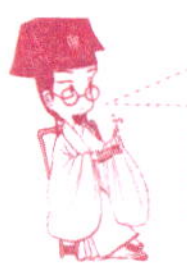

苏大夫治疗过的卵泡黄素化患者中最严重的一例，卵泡直径达13厘米，通过调补气血的法宝得以痊愈。因此，中医调理对于本病也有一定的帮助哦。

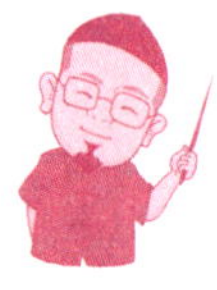

13. 有畸胎瘤怎么办

“畸胎瘤”这个名字可能会让人有些误解，认为跟胎儿有关。但其实不是的，归根结底，它是一种瘤，并不是女性的专利，男性也会有。

畸胎瘤的形态很可怕，让人畏惧。良性畸胎瘤里有皮肤、毛发、牙齿、骨骼、油脂、神经组织等；恶性畸胎瘤分化欠佳，没有或少有成形的组织，结构不清。畸胎瘤可以发生在颅内，也可以发生在胃、睾丸、卵巢等部位。接下来我们重点说一说卵巢畸胎瘤。

畸胎瘤的病因尚不明确，卵巢畸胎瘤也没有明确的病因。而畸胎瘤的临床表现一种是啥也没有。是的，你没看错，就是啥也没有，所以很多人并没有发现自己长了畸胎瘤，只是体检时通过B超发现。另外一种就是盆腔包块。还有少数患者由于肿瘤破裂、扭转或出血会出现腹痛。

体积较大的畸胎瘤基本上肉眼可以看出突起，查体可以发现囊肿；恶性的畸胎瘤需要做核磁来明确诊断。

畸胎瘤没有好的预防方法，不幸罹患畸胎瘤的患者吃药、吃保健品，根本就不管用，应选择手术治疗。并且如果是恶性的，手术越早切除，越完整切除，预后就越好。如果可以确诊是良性畸胎瘤，也要手术，但是可以择期。这期间可能会有扭转、破裂的风险。

如果有生育要求的患者，建议先生育再手术，毕竟手术会损伤卵巢组织，影响卵巢功能和排卵功能。如果孕早期发现畸胎瘤，可以在 12 周以后做腹腔镜切除。如果孕晚期发现，就要等生完孩子再处理。术后应注意休息，定时检查，警惕复发。

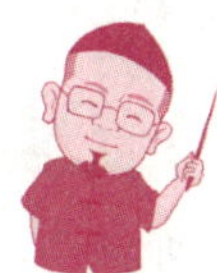

14. 过度艾灸或针刺，小心伤到卵巢

什么？艾灸、针刺不是可以治病养生吗？为什么反而会伤害卵巢呢？不是在逗我玩吧？这里面就涉及“度”的问题了。适度艾灸或针刺可以帮助恢复身体健康，而过度艾灸或针刺则会伤到卵巢。

那些年，我们一起用过的艾灸

有一位卵巢囊肿的患者，听说艾灸治疗有效果，就去试一试，没想到十天后去做检查，囊肿反而更大了。首先，这不是艾灸的错，对于卵巢囊肿的患者，艾灸确实有一定疗效，可使囊肿变小甚至消失。而有少数患者，囊肿会变大，这可能跟患者自身的体质有关。自身寒湿过重，通过艾灸补充的阳气还不能对抗病邪，反而刺激了病灶，加速了疾病的进展。这时候，就不能仅仅用艾灸治疗了，还应该配合其他手段。

上文的例子跟过度艾灸还不是一回事。过度艾灸是指艾灸用量过大或时间过长，已经远远超过了治疗所需的范畴。中医讲究的是阴阳平衡。艾灸是通过补助阳气来疏通经络，调理气血。如果把艾灸比作火，那么火可以治疗一些寒凉的疾病，而当火量或火势过大，人体势必阴阳失衡，出现疾病。过度艾灸，热迫汗出，导致全身火热耗气，对于女性而言，就会影响到卵巢的健康。

另外，医圣张仲景曾说过，过度艾灸容易造成“焦筋烁骨，血难复矣”的副作用，容易损伤气血。另外，艾灸作为中医的一种外治疗法，也需要进行严格的辨证施治。

关于针刺，你需要知道这些事儿

针刺是十分传统的治病防病的方法，也是十分有效的保健养生手段。针刺治疗最终的目的是使机体从阴阳失衡的状态向平衡状态转化。

针刺如果出现断针的情况是不容忽视的，特别是在腹部的针断了之后，刺破腹腔的脏器或血管，那后果是不堪设想的。为了避免这种情况的发生，需要医者使用良好的针具，并具备熟练的进针手法。当你自己感觉精神紧张、疲劳或饥饿时，不要进行针刺，不然可能会有滞针的现象，达不到针刺的效果。

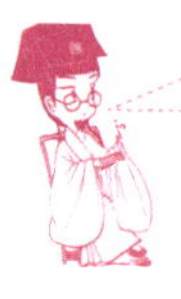

需要做针刺或艾灸的朋友们请到正规医院治疗，自己也要长点心，不要过度艾灸或针刺。苏大夫在门诊也会为患者进行“好孕针灸”，但1周最多做1次，这个度你get到了吗？

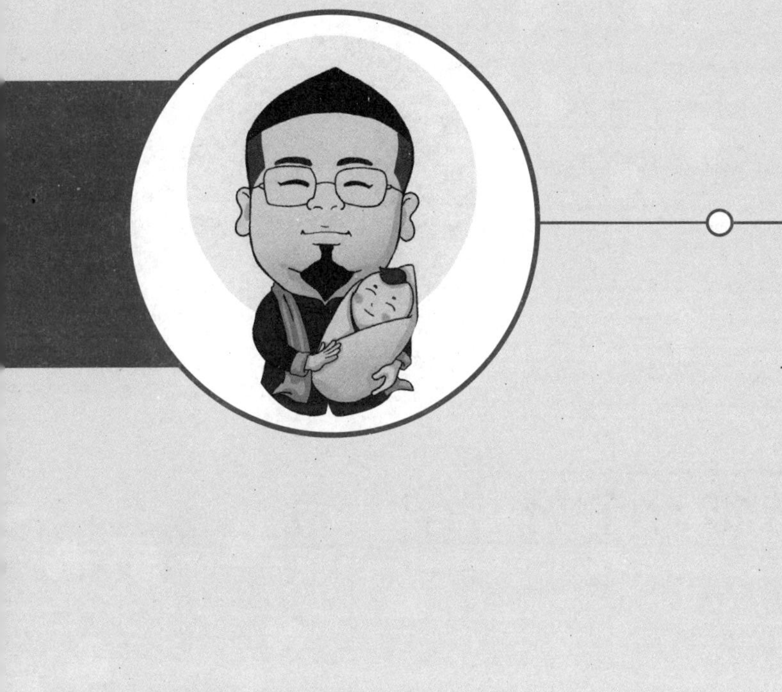

第三篇

子宫，让宝宝有个好房子

送你一个好“孕”气

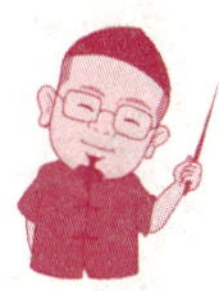

1. 备孕跟子宫有关系吗

随着养孩子的成本逐年增高，越来越多的家庭都希望生一个健康聪明的宝宝。在这个快节奏的时代里，会有各种各样的原因影响到生孩子的质量。那么现在重头戏来啦，我今天就和大家聊聊备孕这件事中的一个小问题——备孕跟子宫有关系吗？

看到这个问题，“女性”是不是觉得我脑洞有点大呢？每个女人都有子宫，这个问题纯粹是不需要考虑的问题。可是，真相是这样吗？

子宫是“宝宝们”居住的地方，就像我们出门旅游，五星级酒店住着当然比小旅馆舒服多了。子宫功能好，生出来的宝宝自然就强壮健康。那么，看我细细讲来。

子宫担负了精子和卵子之间的鹊桥作用，精子要通过子宫这座桥去找到心爱的卵子，如果子宫不能够正常地运输精子，就会影响精子和卵子结合，阻碍受孕。

有的女性由于先天性子宫发育不全，如先天性子宫畸形、幼稚子宫、子宫发育不良等，会影响精子与卵子结合或着床。子宫小的女性可能会有月经周期紊乱、痛经、排卵异常、黄体功能异常等症状，因此可能会阻碍受孕。

很多女性去医院做妇科检查时，常听到“炎症”这个词。注意，子宫内膜有炎症也会造成不孕，如结核性子宫内膜炎、子宫内膜异位症等，一旦出现这些症状一定要去医院治疗！

还有子宫位置异常，就像是一座歪着的桥，质量不达标可是会塌方的。影响怀孕的子宫位置临床上常见于子宫后倾后屈或宫颈口向前向上等。

如果发生了不幸的事，比如子宫里长肿瘤了，这个也会导致不孕或是流产，临床上最多见的疾病是子宫内膜息肉、子宫肌瘤等。

子宫如何影响备孕呢

子宫形态和容积异常、子宫肌层发育不良，都不利于受精卵着床、植入和胚胎发育，容易出现流产或者胎位异常等情况。

子宫小属于子宫发育不良的范围，主要由内分泌功能失调导致，特别是由于卵巢功能障碍引起雌、孕激素分泌不足。卵巢功能的降低，除了会影响子宫发育问题，还会出现排卵异常、黄体功能不全的情况。

子宫小分先天和后天，先天性的目前还难以治疗，后天因素导致的子宫小一般是可以治愈的。要确诊子宫发育不良的原因，需要具体检查性激素水平、甲状腺功能水平和肾上腺功能水平，之后再进行综合分析。

子宫小如何治疗

子宫小的患者常伴有月经周期紊乱、停经或闭经、痛经等症状，虽然这些表现对怀孕产生了阻碍，但是不表示子宫小的女性不能受孕，一般经过科学合理的治疗，在不伤害女性正常生殖系统组织的情况下，适当扩充子宫内容积，恢复正常的形态和生理功能，是可以成功受孕的。

如果是单纯的子宫小，可以通过促排的方法，帮助患者正常排卵，恢复内分泌，刺激子宫的发育，增加受孕机会。

如果药物调理没有作用时，宫腹腔镜子宫矫形术是最佳方式之一。

药物治疗或开腹手术、单纯的宫腔镜或腹腔镜手术，疗程长、疗效慢、创伤大，对子宫的伤害比较大，甚至会导致女性丧失孕育能力。而且并发症比较多，恢复时间长，建议子宫小的女性到正规大医院检查就诊，除了治疗可能更有保证外，还能避免被有些不正规、没有经验的大夫误诊，其实并不是子宫发育不良问题，却进行了错误的治疗。

怎么保养女性的子宫

①每天快走 30 分钟：备孕的女性需要每天腾出约 30 分钟的时间来快走，这样子宫血液循环速度可以提高 10%。

②每周游 1 次泳：新西兰运动医学专家发现，每周游泳 2 小时，可提高宫缩能力一成以上。而且养成游泳的习惯，可以提高宫缩能力，保持子宫内温度。

③每周做 3~4 次“暖宫操”：双膝自然分开，跪在垫子上，挺直腰部，向前弯腰，让胸部尽可能靠近垫面，维持 5 分钟。然后躺在垫子上，做收腹提臀运动，臀部在空中尽可能保持 3~5 分钟，感受到子宫随着身体一起收缩。

④在排卵期亲热：性高潮时出现的子宫痉挛对子宫有良性的刺激作用，它相当于一次针对子宫的按摩。规律性生活除了增加双方的感情，还能增加子宫的血液循环。

⑤产后宫脱需注意多休息：产后宫脱若是常常下蹲、干重活，会加大腹部压力，致使子宫沿着阴道向下移位。子宫会从正常位置沿阴道下降至子宫颈外口到坐骨棘水平以下，甚至子宫全部脱出阴道口外，医学上称为子宫脱垂。

⑥食疗养护：老母鸡 1 只，党参、黄芪、怀山药、大枣各 10 克，黄酒适量。将母鸡清理干净去内脏，加黄酒淹浸，其他四味放在鸡周围，隔水蒸熟。鸡肉分数次服食，可以益气补血、调补子宫。

不过，不管是什么原因造成的子宫出现问题影响了女性备孕，首先要冷静一下，然后去正规医院听从权威的医生建议，进行康复治疗！

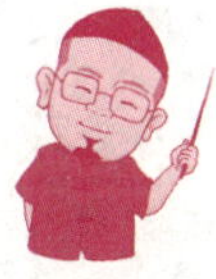

2. 为什么说“种子必调经”？内膜薄能怀上吗

“种子必调经”，这五个字是我帮数百位女性圆妈妈梦的一个治疗法宝。

种子，顾名思义，就是在肚子里养宝宝。调经，就是好好迎接每个月都来看望女性的亲戚——大姨妈。只有“大姨妈”正常到家，才能证明女性的身体适合怀宝宝，只有服侍好了“大姨妈”，才能怀个好宝宝。

要想种子得效，调经必不可少！其实，这不是我的思想，而是全国著名中医专家王慎轩先生的“种子”经验。他曾讲过一段话，稍有些文言，但是并不难懂，我到现在仍然记忆犹新，特引用如下：

> 女子以月经为要，月经不调必致百病丛生，故欲求种子必先调经，月经通调，必无生育艰难之忧虑矣。若月经不调，虽有种子仙丹，岂能有效？
>
> 余所以强调者，是要引起医者重视，治疗不孕，必须找出病源，尤其要注意月经正常与否。若妇人气血不乖，阴阳不偏，自然百脉舒畅，荣已流行，何致月经不调哉？
>
> 惟寒热失宜，虚实不当，清者反浊，行者反正，扰乱侵害，失其常度，诸症从此而生，月经因之不调，血海因之失宁，胞脉因之失固，胞宫因之失安，岂能受孕成胎？
>
> 余以为即使月经尚调者，仍须遵《内经》任通冲盛之旨，在治疗方中，必用任脉、冲脉之引经药，如紫石英、蕲艾等药，服之且颇有功效。
>
> 一
>
> 古人谓男精女血，结合成孕，此实大谬。夫男子有精，女子何独无精？男为阳精，即西医所谓之精虫，女为阴精，即西医所谓之卵子。
>
> 女子之精气充足，则卵子强盛，得子容易，故余拟种子药方中，必用补精药也。
>
> 女子精气实由肾中之精气衍化而来。《内经》曰：“肾者作强之官，技巧出焉。”妇人之有子，亦为肾脏技巧之作用，胎儿之根柢，亦在肾系坚强之能力。
>
> 凡肾脏充实者，必获多子之状，肾坚强者，必无小产之虞，故于种

子方中，必须重用补肾之药，如熟地、枸杞、苁蓉、杜仲等品，不可缺也，而菟丝子、桑螵蛸、蛇床子、覆盆子、车前子之类，皆为种子方中之要药，盖万物以类相从，以子补子，自然之理也。

二

凡肥妇之无子者，多由湿痰内阻也，痰阻于内，则气血不能畅行，子宫不能开启，当用苍附导痰丸等燥湿化痰，痰湿既去，则受孕自易矣。

余治此类不孕者，见白带连绵不已，质浓如浊涕者，喜用小胃丹（芫花、大戟、甘遂、大黄、黄柏）量人配服，颇多效验。

同时，在种子方中多用渗湿利水之品，余常首重车前子，其次为泽泻，盖此二物，虽曰利水，实兼有补肾种子之功也。

三

观夫地上万物之生生不息者，皆由地球旋转不已也。

故妇人种子，亦宜乎血液循环，周流迅速，庶能化机勃发，生气裕如，虽多年无子者，亦可保其必孕也，《千金》之荡胞汤、《坤元是保》之种子丸，皆以活血祛瘀之药品为调经种子之良方，学者可知其意也。

昔年，余在沪上行医，曾治一妇，结婚十载，未曾子嗣，经行少腹疼痛不舒，量少艰涩，色暗夹有瘀块，脉象虚涩，遂断为宿瘀积于胞宫，气滞血涩，冲任不利所致。

拟参荡胞汤意（当归、赤芍、紫丹参、粉丹皮、桃仁泥、肉桂心、厚杜仲、怀牛膝、车前子、制香附、陈皮、茯苓、紫石英、茺蔚子），数剂后，经行腹痛瘥，量正色红行畅，逾月汛未至，余诊后告之已身孕也，遂书于补肾安胎方。

世人只知血虚则无子，不知血滞亦可无子，若徒补其血，血则愈滞，则反令其无子矣，可不审慎哉？

四

妇人多年无子者，心绪必愁闷不乐，肝必不舒而气机郁结，郁则经气不利，经气不利必胞脉失约、胞宫之门为之不启，欲其受孕不亦难乎？

余治此等妇人，必先以好言相慰，令其心情怡悦，然于种子方中，必以开郁之药为主，如香附、郁金、陈皮、紫苏、绿梅花之类，服之每有神效。

余曾治一妇，流产以后，数年未育，心绪愁闷、神情惨淡，面容戚戚，欲言不语，似有千钧压身，经行屡愆，乳房、胸腹胀痛不舒。

余既以好言相悦，令其破颜欢笑，再投理气开郁调经种子方（香附、陈皮、苏叶、茯神、橘叶络、菟丝子、枸杞子、车前子、丹参、紫石英、蕲艾）。如此调理3月，终圆熊梦。

五

我国古时有坐导验方，今人不知其益，弃而不用，良可惜也，要知药从口入，见效非易，何如就近而治之，将药纳入阴中，或煎汤熏洗下部，实有事半功倍之效。

余喜用《金匮》的蛇床子散合矾石散，外用或熏洗以治疗寒湿带下之不孕者，艾叶、紫苏、肉桂煎汤外用以治下焦虚寒而不孕者，同时，嘱病者常用温水洗浴，或用1：50的砂糖水温洗局部，内服外用相结合，常能收到较好的治疗效果。

上面这段话，讲的就是要调理好气血才能有好“孕”气。我在家中常读，门诊常用，效果甚好。

内膜薄能怀上宝宝么

子宫腔内由一种被称为子宫内膜的组织覆盖。身体每个月会释放激素，引起子宫内膜增厚，并准备接纳卵细胞。如果受孕，受精卵会附着在子宫内膜上并开始生长。如果未受孕，子宫内膜会脱落，会以经血的形式排出体外，这时称为月经期。

女性子宫内膜很薄是不容易怀孕的。这是因为子宫内膜是女性子宫内壁的一层，肩负着来月经和孕卵着床的重要任务。子宫内膜薄的时候意味着精子和卵细胞结合之后形成的受精卵不能在子宫里面着床，所以会导致不孕。子宫内膜薄的女性，多数月经量少，有些甚至出现长时间闭经。女人没有月经，多数情况下排卵也会受到影响，这时候要及时去医院做检查，积极接受治疗。

一般子宫内膜薄的原因可能有全身因素和局部因素，全身因素有内分泌失调，如雌激素水平偏低、孕激素不足、排卵障碍和生长激素缺乏等；局部因素主要是内膜损伤、粘连和缺如等，多次人流或者药流等都是可以引起的。

子宫内膜薄和雌激素少有直接的关系，雌激素是一种性激素，它的主要生理作用是促进女性生殖器官的发育成熟（如促进子宫内膜的生长），除刺激女性特征出现外，还影响代谢功能；雌激素必须维持在一个正常水平，否则就会引起一系列的病症。如果雌激素偏低，子宫内膜过薄，容易导致不孕或流产；但如果单纯补充雌激素，容易导致子宫内膜癌的发生。

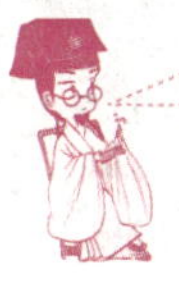

看来女性要想有个健康的宝宝，一定要好好招待大姨妈！子宫内膜薄，影响孕育，一定要去正规医院检查治疗！生活中可以常吃黑豆糯米粥，取黑豆 15 克，糯米 30 克，熬成粥，每天早晚服用即可，可以温阳、补肾、养血，对子宫内膜亦有益处。

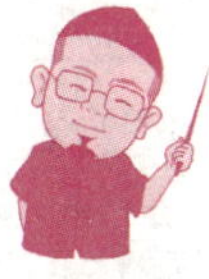

3. 子宫肌瘤、子宫内膜异位症、子宫腺肌症会不会影响备孕

各位女性朋友看过来！下面我要给大家分享一下子宫肌瘤、子宫内膜异位症和子宫腺肌症的问题，也是很多备孕女士特别困惑的问题。

子宫肌瘤可怕吗

子宫肌瘤是女性生殖器官最常见的良性肿瘤，也是人体最常见的肿瘤，它主要由平滑肌纤维和结缔组织组成，故称为“子宫纤维瘤”“子宫纤维肌瘤”或“子宫平滑肌瘤”，简称子宫肌瘤。子宫肌瘤发生率很高，35 岁以上妇女每 4~5 人中就有 1 名子宫肌瘤患者，只不过许多未被发现，中医称之为“石瘕”。

子宫肌瘤外面包裹着一层完整的包膜，子宫肌瘤可以只长一个，也可以生长十几个，几十个，甚至上百个。其开始时是长在子宫肌壁上，以后由于向不同方向推进生长，而有以下的几种名称：只在肌层中的，称为肌壁间肌瘤，这是发生最多的一种；向子宫表面发展，突出于子宫表面，只剩一层浆膜覆盖时，叫浆膜下肌瘤；向宫腔发展，突出于宫腔，只剩一层黏膜覆盖时，叫黏膜下肌瘤；若生长在子宫颈上，则称为宫颈肌瘤，比较少见；肌层内肌瘤也可向两侧阔韧带生长，形成阔韧带肌瘤。子宫肌瘤引起的症状和肌瘤的生长部位、大小有关，其中与前者的关系尤为密切。如浆膜下子宫肌瘤，瘤子即使长得很大也不一定出现症状，而黏膜下子宫肌瘤则可在较早期发生不规则阴道出血。

发生子宫肌瘤的原因尚未完全清楚，可能与体内雌激素紊乱有关。长期大量持续的雌激素刺激，可能是子宫肌瘤的主要发病因素。绝经以后，卵巢停止生产雌激素，子宫肌瘤就停止生长甚至萎缩了，人工切除卵巢以后也是一样。同样，给无卵巢的妇女注射女性激素后，萎缩的子宫会恢复到正常大小，有的还长出肌瘤来。但是，也有人指出子宫肌瘤病人体内雌激素水平不一定很高，有的肌瘤绝经后亦不一定萎缩，因此，认为雌激素学说的证据尚不足。此外，由于子宫肌瘤多见于不怀孕的妇女、缺乏性生活和发育过晚的妇女，故认为其与长期性生活失调而引起的盆腔慢性充血有关。

子宫内膜怎么会“异位”

子宫内膜异位症，是许多育龄期女性面临的问题，是指一种位于子宫内壁的组织生长在了子宫外。这种病症并不总会引起症状，而且通常危险性较低，但是会引起疼痛及其他问题。

正常情况下，子宫内膜覆盖于子宫腔内，如因某种因素，使子宫内膜在身体其他部位生长，即可成为子宫内膜异位症，这种异位的内膜在组织学上不但有内膜的腺体，而且有内膜间质围绕；在功能上随雌激素水平而有明显变化，即随月经周期而变化，但仅有部分受孕激素影响，能产生少量“月经”而引起种种临床现象。

长在子宫腔外的组织块称为移植物，它们通常长在卵巢、输卵管、子宫外壁、肠或腹部的其他器官上。极少数情况下，它们会蔓延到腹部以外的部位。患有子宫内膜异位症时，子宫腔外移植物的表现如同宫腔壁上的组织一样，在月经期内，它们会增厚，随后脱落及出血。但植入物位于子宫腔外，所以血液不能流出体外，而是会引起炎症和疼痛。有时它们会形成瘢痕组织或充满液体的囊（囊肿），瘢痕组织可能会使受孕变得困难。

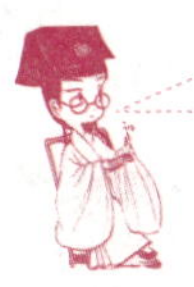

苏大夫接诊过的患者中，有的患者子宫内膜移行至鼻腔、大肠、膀胱和肺，可见子宫内膜异位无孔不入。

子宫腺肌症为什么越来越多见，症状有哪些

子宫腺肌症是子宫内膜腺体和间质侵入子宫肌层形成弥漫或局限性的病变，现在它的发病原因还不是很清楚。但是，最近这些年这种病却是越来越多见了。子宫腺肌症首先是会导致痛经，而且是严重的痛经，有些女性甚至会因痛经影响到正常的生活，这类女性最好到医院进行调理。其次是会导致月经失调、贫血。由于女性在月经来潮时，子宫腺肌症的女性子宫会变大变硬，这就会影响到子宫的收缩，继而导致出血增多，时间久了女性就容易月经失调、贫血。无论哪一种，都有可能导致不孕。

子宫腺肌症患者常见的症状有经量过多、经期延长和逐渐加重的进行性痛经，疼痛位于下腹正中，常于经前 1 周开始，直至月经结束。妇科检查子宫呈均匀增大或有局限性结节隆起，质硬且有压痛，经期压痛更甚。

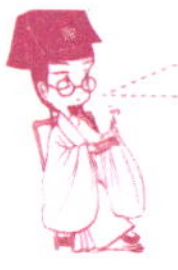

这三种疾病的病机都属于中医所说的癥瘕积聚、气滞血瘀。调理好气血，不仅能消除症状，也能提升"孕"力。苏大夫爱用三七治疗这类疾病，软坚散结、化瘀止痛非常对证。

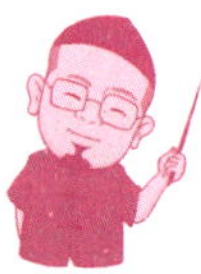

4. 子宫肌瘤影响怀孕吗？子宫肌瘤长在哪比肌瘤大小更重要

说到子宫肌瘤，准备怀孕的女性最关心的问题莫过于它会不会影响怀孕。确实如此，很多女性朋友开始备孕了，结果一检查发现有子宫肌瘤，纠结到底要不要手术切除，说法不一，自己更是举棋不定。那么，子宫肌瘤会不会影响怀孕？

事实上，这个问题要视具体情况而定，肌瘤长在什么位置很关键。如果长在浆膜下，生长方向突向盆腔，那么无须做手术，而且基本对怀孕没有影响，不必担心；如果肌瘤长在子宫内膜下且方向是突向宫腔的，那么就需要在孕前积极治疗了。

带瘤怀孕，莫为子宫肌瘤苦恼

长在内膜下的子宫肌瘤究竟有哪些危害呢？首先这类肌瘤会影响月经，一些人会出现经量大，甚至崩漏、淋沥不尽等问题，你想想长期行经不准，经血过多，很容易造成贫血，而女子受孕养胎，气血是非常关键的。其次，月经不规律也会影响排卵，给受孕增加难度。所以有子宫肌瘤且伴有月经不调的女性，需要重视起来，积极治疗。

究竟如何治疗更稳妥呢？手术切除还是中医治疗，如何权衡？我在这里告诉大家，对于有生育需求的女性来说，建议还是选择中药、针灸的治疗方式。为什么这么说呢？首先，手术后的创伤愈合需要时间，因为术后子宫内膜薄厚不均，会影响受精卵着床，这个恢复时间长短，也是因人而异的；而且一旦形成了疤痕妊娠或子宫憩室，受孕难度就更大了。

我有一个患者，她孕前检查出子宫肌瘤、卵巢囊肿，经过治疗后自然受孕，生产时才把子宫肌瘤切除。切除的子宫肌瘤直径 13 厘米，算是比较大的了，但是整个孕期，这么大一个子宫肌瘤，并没有对母亲和胎儿造成任何不良影响，母子健康。

所以，作为备孕的女性朋友来说，也可以尝试接受这种带瘤孕育、生产的情况，没有必要非得把子宫肌瘤切除。

养好气血，把子宫肌瘤连根拔掉

中医认为肌瘤的形成，主要原因还是气血流通不畅，导致产生瘀血这种有形实邪，也就是说，气血不通畅的内环境不纠正，即使暂时切除了，不代表以后不再生长。有可能术后休养的数月中，又会长出新的子宫肌瘤。而中医在针对气血的调理和子宫肌瘤的治疗上，是很有把握的。

中医治疗子宫肌瘤的核心是要结合当时病人的主症及身体状态辨证施治。我个人的临床治疗经验主要是从气血入手治疗，以软坚散结为基础，根据患者体内的湿、瘀、痰及虚、实的具体情况，采取相应的方法，随证治之。软坚散结是治疗子宫肌瘤的基本思路，但是也要临证变通，比如当崩漏严重、长期失血的情况下，止血则更为紧急和重要。对于子宫肌瘤引起的崩漏，中医认为属于瘀血引起的血不归经，治疗时会相应采取化瘀止血的方法。

我个人常用的方剂为失笑散加减，用蒲黄、五灵脂、花蕊石、三七等化瘀止血，再结合患者自身的特殊情况，如果血分有热，就加入赤芍、茜草、小蓟等凉血止血；如果患者属于血脉虚寒的情况，则会加入艾叶、艾叶炭、炮姜炭等温经散寒止血。

除了传统的汤药治疗外，还可以配合“好孕贴”贴肚脐治疗，对于同时存在气血不足、血脉虚寒的女性，可以起到通经活络、调理助孕的效果。

预防为主，防治结合

当然，女性如果不得子宫肌瘤当然就更好了。在子宫肌瘤的日常防治方面，第一点当然是保持心情舒畅。妇科疾病与心情因素息息相关，很多女性在生活中都有亲身体会，一生气就会乳房胀痛，或者本来正在月经期，结果和男朋友一吵架，气得月经没了；工作压力大，作息不规律，与同事不和睦，争吵、抱怨的女性，往往妇科发病的概率会显著加大。可见保持舒畅的心情和乐观的心态，是女人除了减肥之外，人生第二件可以为之终生奋斗的事业。

第二点是饮食方面的调理。我有不少患者有同一个顾虑：“苏大夫，我吃中药会不会把肌瘤越吃越大？或者我平时吃了什么东西不注意，把子宫肌瘤吃出来了？”其实，人身贵在气血流通，活血化瘀、通利血脉的中药，是不会存在把肌瘤越吃越大的可能性的，而且现代医学研究，也没有表明哪类食物会显著刺激子宫肌瘤增大。但有一点需要提醒的是，如果子宫肌瘤已经存在，并在治疗期间，最好还是尽量避免额外摄入雌激素含量高的食物或保健品，比如蜂王浆、阿胶膏及一些激素类药物。

有些女性会遇到一个“奇怪”的问题，激素六项检查显示雌激素水平很低，但是也有子宫肌瘤，这究竟是怎么一回事儿？现代医学大量临床观察和实验结果表明，雌激素是促使子宫肌瘤生长的主要因素，所以这种雌激素水平低，但是又有子宫肌瘤的情况，就显得有点矛盾。其实这是一个整体和局部的辩证关系。举个例子，缺乏雌激素的身体就像沙漠，但是沙漠也有绿洲啊，越是贫瘠的地方，聚集和吸收能量的本领就越强，所以这类女性往往是整体激素水平低，但局部分布不均。所以，这类女性也不适合额外再补充雌激素，否则只能加剧不均衡的情况。治疗的关键还是促进身体气血流通。

对于没有生育需求的女性来说，如果是单纯性的子宫肌瘤，既不想吃中药，也不想扎针，那就可以选择手术切除。子宫肌瘤属于良性肿瘤，我们不用过于焦虑，采用何种治疗方法，结合患者当时的需求和身体状况，选择一种最有利的治疗方案，这是医疗的核心，作为医生都会为患者考虑周到，所谓医者仁心，就体现在这些方面。

还需要提醒大家一点，无论采取什么治疗方式，都要诊断准确。曾经有一个朋友咨询，说她闺密得了子宫肉瘤，问我可否治疗。我说肉瘤和肌瘤只有一字之差，但是却完全不同。子宫肌瘤是良性肿瘤，无论长得多大，都不会癌变；而肉瘤则是恶性肿瘤，如不及时手术，后果会很严重。但是后来医院进行子宫切除后，病理分析发现是肌瘤而非肉瘤，之前的 B 超诊断有误。这对于一个尚未生育的女性来说，将抱憾终身。所以，病情的确诊异常重要。

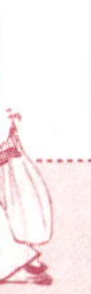

特别提示

近年来，海扶刀、磁波刀等新兴的无创治疗子宫肌瘤的方法很受广大女性患者欢迎，但是不适合尚有生育要求的女性，这点千万要注意。

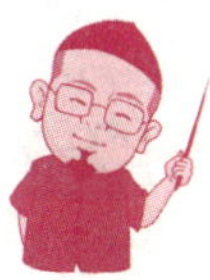

5. 子宫畸形都有哪些？可能需要手术纠正

对于女人，每月必有困扰自己的那么些天，正常情况下还好，但是我们身边却不乏那些每每例假都痛至难以忍受的女性朋友。而无论是我们还是她们自身，对于这类情况往往认为只要休息充分就可以忍受过去。其实事实并非如此，也许一直困扰她们的并不是例假的来到，而是“子宫畸形”。

来自先天的“它”

“子宫畸形”不像其他常见疾病一样多由生活的异常情况而生，它是伴随人们的出生而出现的疾病，表现为子宫发育异常，是生殖器官畸形中最常见的一种。也许正是因为它的存在是与生俱来，所以患有此病的女子往往会将其所表现的症状认为是正常现象。

所谓“坏亲戚”，好像有多种造型

子宫畸形是女性体内易忽略的“坏亲戚”。子宫畸形又名子宫发育异常，存在许多不同的种类。根据子宫发育的形状，我们多将它们分为折叠子宫未发育或发育不良、折叠单角子宫与残角子宫、折叠双子宫、折叠双角子宫、折叠纵隔子宫及折叠弓形子宫等。其中，折叠子宫未发育或发育不良又可分为先天性无子宫、始基子宫、幼稚子宫、先天性无子宫或实体性始基子宫、无子宫或实体性始基子宫。

这个“坏亲戚”有点坏

事实上，许多子宫畸形患者可以没有任何自觉症状，月经、性生活、怀孕、生产等均无异常表现，以致终身不被发现，或于体检时偶被发现。但是也有一部分子宫畸形的女性受到不同程度的影响，到性成熟时、婚后、孕期或生产时，引出些许症状而被发现。那么“子宫畸形”的症状有什么呢？

“子宫畸形”患者一般会有月经异常、不孕及孕期不良反应产生。其具体表现为：在月经方面，先天性无子宫或始基子宫患者无月经，幼稚型子宫患者可无月经或有月经过少、迟发、痛经、经期不规则等表现，双子宫、双角子宫患者常可出现月经量过多及经期延长；在怀孕方面，无子宫、始基子宫、幼稚型子宫等子宫发育不良者，多为不孕的主要原因之一；在孕期，发育异常的子宫往往会引起流产、早产或胎位异常，甚至会发生妊娠期自发性子宫破裂；残角子宫如输卵管通畅，则孕卵可着床于残角子宫内，其所显症状与宫外孕相类似。

所以当你发现自己或者身边的女性好友月经出现不正常时，千万不要忽视！也许你现在的不忽视便可维护一个家庭的幸福！

如何揭开“坏亲戚”的真面目

针对“坏亲戚”子宫畸形这一疾患，仅凭其在人体上所产生的外在表现是很难完全确定其存在的，我们还需要借助一部分仪器来确定。检查“子宫畸形”的常用手段有超声检查、磁共振成像、子宫输卵管造影、腹腔镜检查等，其中超声检查是最常用的妇产科检查手段之一，而磁共振成像则被认为是检查子宫畸形的最佳方法。这样就可以帮助我们揭开“坏亲戚”的真面目，打造幸福家庭生活。

“坏亲戚”出现，该拿起武器了

对于不同种类的“畸形子宫”，就如同对待不同的“坏亲戚”一般，要有不同的对策。

首先来说一个“十恶不赦”的“坏亲戚”，那就是折叠子宫未发育或发育不良，针对这种对女性子宫直接行破坏性伤害的“坏亲戚”，我们实在爱莫能助。

但是除了上面的那种情况，其他的我们还是可以解决的！

对于折叠单角子宫与残角子宫这般的“坏亲戚”而言，也是论情况来看的。单角子宫症状比较轻，一般无须处理，只是孕期需要加强监护，防止子宫产生异常情况。残角子宫则是根据其不同类型而有不同处理，若为有宫腔且与单角子宫宫腔相连通的Ⅰ型残角子宫，无症状也可不予处理；而有宫腔但不与单角子宫宫腔相连通的Ⅱ型残角子宫常会有痛经等症状，则需要手术切除宫体，而且手术时需要同时切除同侧输卵管，避免输卵管妊娠发生；而为实体残角子宫且仅以纤维带相连于单角子宫的Ⅲ型残角子宫一般无症状，无须处理。

对于折叠双子宫而言，则是一般的双子宫，无须处理，但是伴有阴道纵隔或斜隔时，则需要行阴道隔切除手术。

遇到折叠双角子宫这种“坏亲戚”，就要注意点了，这种情况一般不需要特殊处理，但双角子宫可能会导致反复性流产，所以遇见这种情况，可考虑行子宫矫形术。

当然，还有折叠纵隔子宫这一类“坏亲戚”，这种“坏亲戚”一般没有什么特别的症状，但是纵隔子宫可导致不孕，而且其流产的发生率为26%~94%，孕期结局不良。所以当发现纵隔子宫影响生育时，可以进行宫腔镜子宫纵隔切除，这是折叠纵隔子宫的主要治疗方法。

还有一种“坏亲戚”，名叫折叠弓形子宫，这种情况一般也无须处理，但是若是出现反复流产症状，则可以进行一个子宫矫形手术，便可治疗。

其实大部分的“子宫畸形”一般情况下的症状都不明显，只是对于女性怀孕或多或少会有一些影响，在这种情况下，只需进行一些针对子宫的手术便可治疗。

为了一个家庭的和谐

前面也说到了，“子宫畸形”是一种随着女子的出生就可存在于她体内的疾病，而且虽然多数的“子宫畸形”对患者的影响并不十分大，但也并非没有影响。所以当您发觉您或者您身边的女性朋友经期不舒服时，请不要忽视，每一个人都是上帝的天使，请优待您身边的女性！

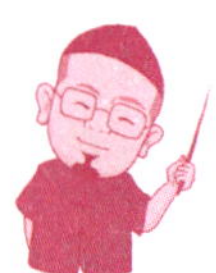

6. 如何正确理解俗称的“宫寒”

每一个女子，从青春期开始，每月都会有生理期，在生理期的女孩子，部分是没有什么特别情况的，而有部分女孩却比较特殊。

我们会发现在现实生活中，有不少女子每逢月经，肚子必痛。而痛经也分情况，有些人的痛便是“冷痛”，就如同肚子中放有冰块，遇冷痛剧，遇温则缓，而且还会伴随着腰酸疼，浑身冒冷汗，手脚冰凉，甚者还会恶心呕吐、腹泻。而出现这种情况，我们经常会被告知，此为“宫寒”。

为啥叫“宫寒”

“宫寒”一词可将其分开为“宫”与“寒”解释。在现代，“宫”既可指西医学的“子宫”，也可指中医学的“胞宫”，后者更多的含义是泛指女性内生殖器官（子宫、输卵管、卵巢）及其功能。所以在这里，“宫”理解为“胞宫”可以帮助更好地解释“宫寒”的含义和所指的疾病。“寒”在中医中，属于中医“外感六淫”病邪“风、寒、暑、湿、燥、火”中的“寒邪”，即因贪凉涉水、受大自然寒邪侵袭、贪食寒凉食物等原因招致“寒邪”侵入人体，停滞在人体的经脉、脏腑中，这种寒多为“实寒”，属中医“八纲辨证”中的“实证”与“寒证”。

但我们生活中所理解的“宫寒”只是与其临床症状密切相关的，并不是因为感受了寒邪。我身边有个朋友，每逢例假，必去医院打止痛针，因为她每次例假都痛得上吐下泻，浑身发冷，难以站立。这些症状中具有明显的怕冷喜温的特点，而且主要发生于女子月经、妊娠期间，因此人们理所当然地称其为“子宫寒冷”，简称为“宫寒”，并且这种情况一般以中医治疗效果为佳。久而久之，我们生活中俗称的“宫寒”也就成了中医治疗的“专利”了。

“宫寒”从体内治疗

我们平日所遇到的“宫寒”症状，主要是指什么呢？其主要症状为经期腹部冷痛、腰膝酸软、手脚冰凉，不注意者孕期易流产，更有甚者会不孕。

这些症状从中医来讲，主要是因为肾阳虚而引起的气血失调。女子肾主胞宫，当阳气虚弱，难以温煦血脉时，则会造成经期腹中冷痛；肾主骨生髓且位于腰部，故有腰膝酸软；机体阳气虚弱，血脉温煦不足，难以调畅四肢，故有手脚冰凉；阳虚则寒，寒则气下，胎盘难以着床，孕期易流产，甚者不孕不育。

在中医中，治疗“宫寒”，即上述症状，主要采用的方法是“汗、吐、下、和、温、清、补、消”“八法”中的“补法”及“温法”，以补益机体气血阴阳及温煦血脉之力。

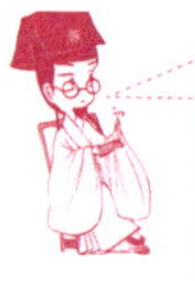

女人的宫寒，男人的肾虚，其实已经成为现代人对泌尿生殖系统疾病的一个委婉称呼，其社会意义远超出了医学意义。那些暖宫的红糖、补肾的肾宝，又有多少是吃对了的呢？

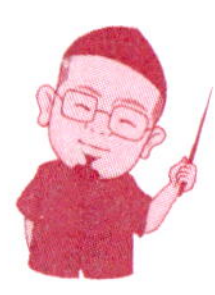

7. 有痛经、月经不调，能怀孕吗

“大姨妈”这个傲娇的亲戚

在我的门诊上，每天都会有很多夫妻因为准备要孩子前来检查身体，还有很多年轻的女性因为痛经、月经不调来就诊。那么，“大姨妈”这个亲戚，怎么有时候这么傲娇、不友好呢？今天我就和大家聊聊“大姨妈”这个亲戚对备孕的影响——痛经、月经不调，能怀孕吗？

大家可以放心，单纯的月经不调是不会影响怀孕的，只要有正常的排卵和健康的精子就可以怀孕。但如果月经失调的情况比较严重，或者是诱发了其他的一些并发症就可能导致不孕。引起月经失调的因素很多，如妇科疾病、营养不良、内分泌问题、月经期不注意保养等。

月经周期和女性的生育有密切的关系，月经周期是一次卵细胞成熟、子宫内膜增生为受孕和怀孕做准备的历程，如果怀孕，月经停闭，胚胎发育；如果未怀孕，子宫内膜脱落，经血排出，即月经来潮。所以月经的情况反映了女性卵巢功能和性腺轴是否正常，也反映了女性的生育能力。如果出现了月经失调，表现为月经周期、经期、经量、经色的异常，就会反映出排卵的异常、性激素的异常。所以月经不调会导致不容易怀孕，或者是孕后容易发生流产，对怀孕有影响，必须要经过相关的治疗。

四种月经不调易引起不孕

要想知道月经不调会不会影响受孕，咱们得先谈谈什么是月经不调。月经不调的女性，如果出现以下情况，可影响受孕：

①闭经：年龄超过 13 岁，第二性征未发育，或年龄超过 15 岁，第二性征已发育，但月经还未来潮；月经来潮后连续停经超过 6 个月或 3 个周期以上者。另外，当患有子宫性、卵巢性、垂体性、下丘脑性不孕时，都很容易出现闭经。

②月经前后诸症：每次月经前后出现乳胀、头痛、浮肿、发热、痤疮等症状。导致这些症状出现的、因内分泌失调所致的黄体功能不全，也可导致不孕。

③月经紊乱：月经提早或延迟；经量过多、过少；经期明显延长。月经紊乱多与内分泌失调、黄体功能不全，以及子宫内膜炎症有关系。

④痛经：原先无痛经病史者，在月经期间突然出现腹部剧烈疼痛，这是女性不孕自检的一个关键。当子宫内膜异位、盆腔炎、子宫肌瘤、子宫发育不良、子宫位置异常等疾病存在时可出现行经腹痛。

什么样的行为能导致月经不调

我们先说说什么样是正常的经期。一般人都是一月来一次月经，故称“月经”。也有个别人，规律是两个月来一次，也属正常，称“并月”，也有人是三个月来一次，称“季经”，也有人是半年来一次，也有人是一年来一次，甚至还有人终生不来月经，还照样怀孕生子，人称“暗经”。卵子是由我们通常所说的女性性腺——卵巢产生的。卵巢的主要功能除分泌女性必需的性激素外，就是产生卵子。女孩在胚胎时期3~6孕周时就已形成卵巢的雏形。出生前，卵巢中已有400万~500万个卵母细胞形成。

一般正常的月经周期是28天左右，但提前或延后7天以内仍属正常。月经持续时间一般3~7天，一次月经出血量为30~50毫升，但是“正常的周期”只是一个相对的概念，因为几乎任何事情都会导致月经周期不规律，包括紧张、疾病、最近所服的药物，或采用激素避孕方法等。

月经不调，“大姨妈”比债主还难伺候

月经不调，简单来说，就是“大姨妈”本该来看我们了，却因为各种乱七八糟的原因不按时来，要么早到要么迟到，或闹情绪不来了，或一高兴就住下不走了，或来了带的礼物要么带少了要么带多了……唉，真是一个让人又爱又恨的亲戚啊！简直比债主还烦人！

造成月经不调的原因有很多种，但是如果排除怀孕，也不是药物的副作用或手术的影响，那么就要开始注意个人的生活习惯了，不仅需要注意个人卫生，还要保持开朗的心情。下面给出几点武功招数，女性学起来哈！

①保持精神愉快，避免精神刺激和情绪波动。个别女性在月经期有下腹发胀、腰酸、乳房胀痛、轻度腹泻、容易疲倦嗜睡、情绪不稳定、易怒或易忧郁等，现象均属正常，不必过分紧张。此时，要告诉女性的老公同志们，经期要多多让着老婆，家务事勤快做起来，小金库老实交起来，家里的熊孩子管起来！

②注意卫生，预防感染。注意外生殖器的卫生清洁，月经期绝对不能性交，注意保暖，避免寒冷刺激，避免过劳，经血量多者忌食红糖！

③内裤要柔软、棉质、通风、透气性能良好，要勤洗、勤换，换洗的内裤要放在阳光下晒干。

④不宜吃生冷、酸辣等刺激性食物，多饮开水，保持大便通畅。血热者经前宜多食新鲜水果和蔬菜，忌食葱、蒜、韭、姜等刺激之物。气血虚者平时必须增加营养，如牛奶、鸡蛋、豆浆、猪肝、菠菜、猪肉、鸡肉、羊肉等，忌食生冷瓜果。

⑤经期应注意保暖，忌寒凉生冷刺激，防止寒邪侵袭，以免寒凝血瘀而痛经加重。月经量多的女性，不宜食用辛辣香燥之物，以免热迫血行，出血更甚。

月经推迟，可能是天使敲门

月经停了，也有可能是好消息，小宝宝敲门了哟！如果停经前有性生活的话，首先要注意是否有怀孕的可能，可以在月经周期推迟 7 天以后用早孕试纸检查，测试纸上显示两条红线表示阳性即是怀孕。月经推后还要考虑是什么原因，如劳累休息不好、精神紧张、焦虑、环境改变、妇科炎症、内分泌紊乱等。建议去医院检查性激素六项及 B 超，找到原因然后针对性治疗。

总结一下

女性的月经受下丘脑－垂体－卵巢轴的调节，精神因素、情绪波动、环境的改变、妊娠、年龄、疾病、药物及营养状况等因素，都可以引起这一性腺轴的功能异常而出现月经不调。月经提前或延期1周左右属于正常。如果月经延期超过10天，需要到正规医院妇科进行相应的检查，以便确诊。

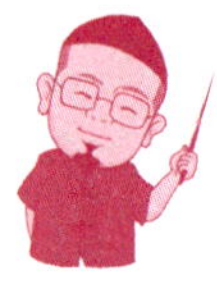

8. 有过流产史，如何再备孕

流产，你是怎么来的

近来有女性在门诊上问我，她曾经因为意外流过产，要如何备孕呢？现在的社会不比以前了，古时候可不如现在开放啊！那时候，父母之命，媒妁之言。有的夫妻结婚前就没见过面，造成了不少的怨偶啊！还好，现在咱这方面放开了，父母都鼓励孩子们自己找，夫妻和顺的多！不过呢，这个婚前同居也多了。这不，安全措施不到位，小天使说来就来了，有的小情侣不想过早养宝宝，那只能去做人流了。不过，也有夫妻两个盼了多年，好不容易怀上了，却自然流产了；还有习惯性流产的；还有因为孩子在母体内发育不正常，不得不做流产手术的……说多了都是泪啊！

今天，咱就聊聊流产后再备孕这事！

自然流产是什么

首先，我们先说说流产。为什么会发生自然流产？女性又该从哪些方面进行防治呢？自然流产的病因非常复杂多样，有可能是胎儿染色体异常，或者母体生殖道畸形、病变、感染，再或者是内分泌疾病或免疫异常，也有可能是父母血型不合等多种因素，我们逐个谈谈。

胚胎染色体异常和惊人的 50%

经调查发现，胚胎染色体异常，占早期自然流产病因的 50% 以上。有些夫妻是染色体异常携带者，比如说这个平衡异位、罗氏异位等，虽然从外表上看着和常人没啥不一样，但他们孕育的胚胎很大概率会出现染色体异常，最终导致宝宝发育障碍，不得不以流产告终，父母要忍着伤心难过和小天使说再见了。

男同胞们，老婆怀不上以为和你没关系吗

这几年古装电视剧非常流行，大家想必都看过，电视剧上常出现一种镜头，说是这个婆婆要求自己的儿子休了媳妇儿，原因呢居然是七出之条中的无所出。大家都看到了孩子是女性生出来的，然后理所应当地认为生孩子都是女性的责任，和男性无关。所以，生不出孩子，媳妇儿在家里的地位就超级低。还好，咱现在可不是封建的古代了，医学知识告诉了我们，生孩子是夫妻双方的事，生不出来孩子要从两方找原因！不能一味地责怪女性！男性长期处于高温、辐射环境，或长期酗酒、吸烟等，都有可能改变精子质量，导致受精卵异常而发生流产。所以，最好科学备孕，夫妻双方都要努力，尤其做丈夫的，要戒烟、戒酒、调理身体、保持心情愉快，更要充分地理解妻子。

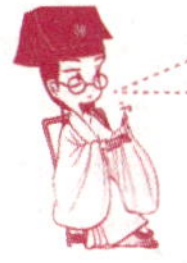

男同志一样会导致“流产”，夫妻同调是苏大夫治疗反复流产的法宝。

母体因素，毕竟孩子是在妈妈的肚子里啊

流产的母体因素有很多，毕竟咱怀胎十月的是广大的女性同胞，所以女性更要注意啦！如果去医院检查发现内分泌异常，如黄体功能不全、多囊卵巢综合征、糖尿病、甲减、甲亢、肥胖等，都是会影响胎象稳不稳的因素。孕妇生殖器官畸形或器质性病变，比如说子宫肌瘤、子宫纵隔、子宫腔粘连、子宫颈内口松弛等也是会造成流产的引子。

患子宫肌瘤的女性为什么流产概率高

有些准妈妈看到网上说，患有子宫肌瘤的女性自然流产的概率要比正常人高出 3 倍，这是有一定道理的。因为子宫肌瘤会压迫子宫局部的组织，迫

使子宫宫腔发生变形，这样就不利于胚胎发育，胚胎不能正常发育就会导致流产。此外，子宫颈内口松弛会容易导致怀孕中期（5个月左右）发生流产。这是因为随着宝宝的逐渐长大，母体产生的羊水要逐渐增多，此时宫腔内压力也随之不断地增高，如果宫颈管部松弛无力，会使胎膜囊的宫颈口突出而引起胎膜破裂。

讨厌的子宫粘连

还得小心子宫腔粘连，因为宫腔粘连会导致子宫内膜受损严重，这样的话，宫腔就会发生缩小、变形，而且子宫内膜发生硬化会影响到胚胎发育。还有一点也很重要，女性要谨记，怀孕前或者怀孕期间感染了病毒、细菌、寄生虫等，也容易导致流产，也就是说感冒也是危险的，怀孕期间即使是感冒了也要去正规医院就诊。

环境因素，各种乱七八糟的物理化学因素

女性如果在怀孕期间过多接触到苯、甲醛、重金属等对胎儿不利的化学物质，也会造成胚胎异常，使我们不得不为了生个健康的宝宝，避免宝宝基因缺陷等先天性疾病而选择流产。

再者，精子和卵子在发育过程中对外界环境极其敏感。环境中的致畸因素有很多，比如说放射线、病毒、药物等因素均有可能造成小宝宝染色体异常。对于这部分胚胎来说，流产起到“优胜劣汰”的作用，自然选择，淘汰异常胚胎，也是为了广大的准爸准妈们能有个健康的宝宝。

免疫机能异常，小宝宝变成了“坏东西”

很多原来被认为是“不明原因的流产”，现在医生发现与免疫因素密切相关，而且免疫异常很有可能是导致反复流产的重要原因！我们都知道，受精卵必须在子宫内生长和发育，而这从免疫学角度上讲就相当于一次半同种移植，

在母体免疫功能正常时，既保护母体不受外来微生物的侵犯，又对宫内胚胎移植不发生免疫排斥反应，并维持妊娠继续。说得通俗点，就是子宫内的某种抗体就像古代宫廷里的大内侍卫，能够起到“封闭”作用，把胚胎这个皇上好好地保护起来，避免其受伤害。如果缺乏这种抗体的保护，子宫就会以为胚胎是个“坏东西”，是“敌对者”，于是动用免疫系统对胚胎展开抗日战争般的“攻击”，把胚胎当成异物排出体外。

怀孕期生病了，特殊时期怎么办

孕妇患有流感、伤寒、肺炎等急性传染病时，细菌或病毒就会通过胎盘进入胎儿体内，可使胎儿中毒死亡。要知道，胎盘屏障并不像血脑屏障那么靠谱。高热也可促进子宫收缩而发生流产。

如果孕妇患有重度贫血、心力衰竭、慢性肾炎和高血压等慢性病时，可因胎盘梗塞及子宫内缺氧而使胎儿残废，就不得不让孕妇及家属选择做流产手术。孕妇营养不良，尤其是缺乏维生素，也会导致流产。而孕妇因汞、铅、酒精中毒也都可引起流产。

放心，一次流产不是孕育死刑

如果只发生了一次自然流产，夫妻俩不必忐忑不安，可以积极锻炼身体，加强运动，戒烟戒酒，并于计划怀孕前 3 个月，女方开始服用叶酸及多种维生素，男方可以适量服用维生素及锌、硒，待 3~6 次正常月经后即可准备怀孕。

如果女性没有生殖器官畸形和疾病，不用做特殊检查。再次怀孕后积极保胎至 12 周待胎盘形成，这样比较稳妥。若女性有生殖器疾病，应治疗后再怀孕。

流产，预防是关键

正所谓，预防要趁早！早孕期间流产的日常预防方法大家要知道！

①不要做过重的体力劳动，妊娠3个月内不抬重物，不攀高，不远游，避免疲劳。

②保持心情舒畅，避免各种精神刺激，消除紧张、烦闷、恐惧心理，心情真的很重要。

③防止外伤，避免跌倒和腹部受到外力的撞击、挤压。

④妊娠早期避免性生活。

⑤防寒保暖，预防感冒。

⑥禁用妊娠禁忌药物。

⑦加强营养，食物要易消化，忌辛辣助热之品；注意饮食卫生，防止肠道感染，以免因腹泻引起流产。

多次流产要注意

自然流产连续发生3次或以上，称为“复发性流产”，需要引起重视并且积极治疗。研究发现，流产次数越多，再次活产率就越低。复发性流产又分为早期和晚期，母体黄体功能不足、甲状腺功能低下、胚胎染色体异常等是早期复发性流产的原因。而晚期复发性流产最常见的原因为宫颈内口松弛、子宫畸形、子宫肌瘤等。

导致复发性流产的因素很多，这里就不一一举例了。一般情况下，为了减少流产的再次发生，发生流产后半年以内是需要避孕的。在避孕期间，夫妻双方应该进行全面的身体检查，尤其是遗传学的染色体检查。另外，从中医上讲，反复流产容易导致气血亏虚，所以最好把身体调一调，养一养，再准备要宝宝为宜。

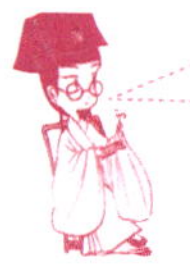

复发性流产的女性，可以常吃紫米核桃粥，用紫米50克、核桃5个、大米50克，熬粥即可，可以温中补肾，益气养血。

为了再次孕育宝宝，小夫妻们需要做到以下几点

①工作再忙也得注意休息，保持心情愉快而稳定，生活规律要有节奏。

②黄体期过短或分泌不足的女性，最好在月经中期和怀孕初期去医院检查并在专业医生的指导下补充黄体酮。针对性治疗黄体功能不全药物的使用时间要超过上次流产的妊娠期限，比如上次是 3 个月前流产了，那么治疗时间就不能短于 3 个月。

③做血型鉴定，包括 Rh 血型系统。

④如果有的女性有甲状腺功能低下这种情况，要保持甲状腺功能正常后再怀孕，并且孕期也要在医生的指导下服用抗甲低的药物。

⑤有子宫内口松弛的女性可以在孕 13~20 周去正规的医院，在专业医生的指导下做宫颈环扎术。

⑥男方要做生殖系统的检查。有菌精症的要彻底治疗后再使妻子受孕，如果 DNA 碎片率高也需要治疗使其恢复正常。

⑦夫妻双方都要避免接触有毒物质和放射性物质。

另外，系统的检查也非常有必要。一般查以下内容即可：男方查精液常规、形态、DFI、血型、染色体等，这些在第四篇中会有详细的介绍。女方查阴道细胞涂片、宫颈评分、基础体温、血型、染色体、B 超检查子宫发育情况等，必要时检查封闭抗体及凝血全套、空腹血糖、甲状腺功能。

生化妊娠流产，一种不被重视而值得被重视的流产

生化妊娠流产，下次正常月经后即可怀孕。血 HCG 升高，如果按时来月经或推迟几天后出血同月经量，超声检查孕囊极小或看不见，再查血 HCG 下降，就需要考虑生化妊娠流产。一次生化妊娠流产后，对女性的影响不大，下次正常月经后即可怀孕。

总结一下

偶发一次流产，再次成功妊娠的概率很大，夫妻俩不用特别紧张，但需要注意生活方式及适当补充营养，保持良好心态即可。复发性流产病因较为复杂，需要根据所提到的各条逐一排除病因加以诊治。

为了迎接一个健康的小天使，有流产史的女性一定要听从专业医生的指导，该戒的东西（比如烟酒）就戒了吧，该避免的（比如化学污染严重的环境）就避免了，该检查的（比如体检）就积极去检查哈！

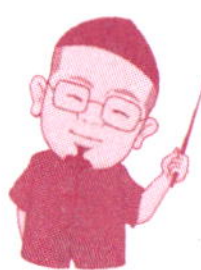

9. 赶紧保胎，这些是流产的先兆

“哇……”一声稚嫩而肆无忌惮的哭声，代表着一个家庭的另一个开始，代表着一个新生，也为一个家庭带来了欢声笑语。然而，虽天有成人之美，但总也挡不住意外的降临。流产虽仅两字，却夺走了多人快乐的源泉，而深爱孩子的我们，该怎么抵抗流产呢？怎么让心爱的小天使成功来到人世呢？

小天使受伤了，要尽早发现

十月怀胎不容易，每个细节要注意。俗话说，防患于未然，防止流产发生，最重要的必然是识别流产的先兆。在此，要说一句，准妈妈们一定要对自身状况认真观察起来哦。相信每位准妈妈的日常生活都是舒适安然而无任何异常的，所以当您发现身体出现任何不适都不要大意。

如果您平日无事，忽然出现腰酸并伴有腹部下坠感，而且这种情况持续存在时，不要迟疑，您的小天使已经不舒服了，要尽快就医检查；当您发现腹部出现阵痛，而且有液体从阴道处流出，并伴有出血现象，不要怀疑，您极有可能是早期羊膜破裂，也就是孕早期破水，一定要尽早就医治疗；注意喽，当您发现阴道有出血现象时，一定要就医，要知道孕期阴道出血都属于不正常的。据悉，怀孕前期发生阴道出血，约有一半的孕妇能继续怀孕成功，约30% 的孕妇会发生自然流产，5% 是宫外孕，另外极少数的孕妇是葡萄胎、疾病等因素。然而无论是哪种情况，忽视它代价都是惨痛的；如果您有尿频、发热、上厕所时会痛、分泌物常恶臭、阴部瘙痒等现象，一定要注意，您极有可能是泌尿系感染或生殖器感染，感染不需多说，大家都清楚，在距离子宫如此近的位置感染，只怕小天使距离回归天堂也不远了，所以一定要注意；怀孕中、晚期的准妈妈们，如果感觉子宫收缩的频率越来越密集，甚至达到了每10~20 分钟收缩一次的规律、密集的收缩，或是收缩时感到疼痛等，都要特别注意，因为这种情况如不及时处理，极有可能导致胎死腹中。

在此，再次郑重地提醒准妈妈们，一定要爱惜自己，疼惜宝宝。

尽早检查，孩子是第一位的

面对流产前兆，仅仅是一些临床症状是不行的，怀孕与多种因素有关，需要做一些检查来诊断病情。所做检查有血或尿 HCG 检查、超声检查等。但是无论任何检查都是需要准妈妈、准爸爸等家属配合才能完成的。比如在血或尿 HCG 提示妊娠后至超声探及子宫内妊娠前有一段时间，超声探及宫内妊娠至探及胎心前有不确定期，依据目前的医疗设备和技术不能克服诊断上的真空阶段，这就需要准妈妈、准爸爸等家属的理解和配合；而且很多患者认为超声检查对胎儿有害，所以拒绝进行超声检查，实际上诊断用的超声剂量和所用时间对胎儿发育是没有危害的，如果一味担心而不进行及时有效的检查，导致更严重的后果发生才是得不偿失。

为了可爱的小天使们来到我们身边，小天使的家人们一定要听医生的话。

守护小天使，保胎最重要

所谓保胎，重要的不是各种治疗手段，而是自身的生活的点点滴滴。

首先，我们的生活一定要注意规律。起居应以平和为上，既不可太逸（如过于贪睡），亦不可太劳（如提重物或攀高履险等）。逸则气滞，导致难产；劳则气衰，导致伤胎流产。因此，孕妇一定要养成良好的生活习惯，作息要有规律，最好每日保证睡够 8 小时，并适当活动。这样，才能使自己有充沛的体力和精力来应对孕期的各种情况。另外，孕妇衣着应宽大，腰带不宜束紧，平时应穿平底鞋。要养成定时排便的习惯，还要适当多吃富含纤维素的食物，以保持大便通畅。大便秘结时，避免用泻药。

其次，便是合理饮食。孕妇要注意选食富含各种维生素及微量元素、易于消化的食品，如各种蔬菜、水果、豆类、蛋类、肉类等。胃肠虚寒者，慎服性味寒凉的食品，如绿豆、银耳、莲子心等；体质阴虚火旺者，慎服雄鸡、牛肉、狗肉、鲤鱼等易使人上火的食品。民以食为天，饮食是一个人存活的根本，准妈妈们只有先将自己的身体养好，才有精力养好腹中的宝宝。

还有哦，准妈妈们一定要注意个人卫生哦。孕妇应勤洗澡、勤换内衣，但不宜盆浴、游泳，沐浴时注意不要着凉。要特别注意阴部清洁，可每晚用洁净温水清洗外阴部，以防止病菌感染。

在妊娠期间，准妈妈们是需要保持心情舒畅的。研究认为，一部分自然流产是因为孕妇中枢神经兴奋所致。因此，孕妇要注意调节自己的情绪，尽量保持心情舒畅，避免各种不良刺激，消除紧张、烦闷、恐惧心理，尤其不能大喜、大悲、大怒、大忧，否则对胎儿的生长发育是非常不利的。

当然，一旦怀孕，必然少不了与医护人员打交道，妊娠期间，准妈妈们是要定期做产前检查的，准妈妈们在妊娠中期就应开始定期进行产前检查，以便及时发现和处理妊娠中的异常情况，确保小天使们健康发育，以便医生及时发现和处理异常情况，并可指导孕期保健。

还有就是要慎房事。对有自然流产史的孕妇来说，妊娠 3 个月以内、7 个月以后应避免房事，习惯性流产者此期谨记严禁房事。

最后便是要特别关心一些准妈妈们，有过自然流产史或习惯性流产的妇女，怀孕前应先到妇产科诊治一下有关疾病，特别是妇科疾病。若受孕后出现流产先兆，如阴道出血、下腹疼痛等更应及时就医。

孩子是缘分，自然流产莫伤心

流产发生的原因80%左右是孕卵及胚胎发育的异常，其次才是由母体的病变及外界的因素引起。从优生优育和遗传角度来看，应该认为大多数的流产是一种自然淘汰，勉强保胎并没有多大意义，保胎也较难成功。

对于自然流产，关键应该是预防为主。一旦出现流产征兆，均以绝对卧床休息为主，药物治疗为辅，较为常用的是黄体酮。然而实际上黄体酮保胎作用面很窄，仅适用于自身孕激素分泌不足而出现流产征兆者。对黄体功能不足者，如有受孕可能，自基础体温上升的第3天起给予黄体酮治疗，妊娠后持续用药到妊娠第9周至第10周。

盲目保胎是不可取的。少数滥用保胎药物黄体酮，可能造成女胎男性化，男胎可能出现生殖器官畸形。大多数情况非但不能保住胎儿，反而增加医生施行手术的难度，增加流产妇女盆腔感染及子宫出血量。因此，应听从医生的指导，全面衡量保胎与否，以便及时得到正确处理。

所以希望小天使的家人们不要盲目保胎，虽说上苍有好生之德，但是若与宝宝们的缘分不够，强求也是求不来的。最后，祝所有的小天使的家人们可以得偿所愿。

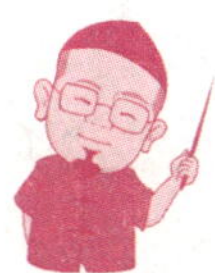

10. 远离它们，拒绝流产

婴儿呱呱落地，都代表着一个生命的降临，代表着一对夫妻多了一个既快乐又担忧的牵挂。对于每一个喜欢宝宝、渴望有一个自己孩子的人而言，流产都是莫大的打击。对于她们而讲，在妊娠期间，虽说保胎并非是唯一要事，但是保胎却也是相当重要的。

每一件事发生的背后必然存在一定的缘由，“蝴蝶效应”也好，直接引起也罢，都会有一定的原因，流产的发生也是如此。因此想要躲开流产，首先便要知道为何会发生流产，也就是流产的诱因。

注意身体，小心疾病

其实流产除了一些外界因素以外，还有许多孕妇受自身疾病的原因影响，而这些疾病或大或小，都有可能引起令人伤心欲绝的事发生。

首先便是一些平日便可能存在的病症——全身性疾病，如孕妇严重感染、贫血、高热、心力衰竭及慢性肝肾疾病、高血压等，这些疾病平日便会引起孕妇的不适，而在妊娠期间，这些疾病的影响又会因为机体体质的突然改变而加重，因而导致流产。

其次便是内分泌失调，如孕妇黄体功能不全、高催乳素血症、甲状腺功能减退症、严重糖尿病血糖控制不良等症状，这些疾病有一部分并非一直伴随着孕妇身体的，然而其影响却也不可小觑，它们可能会引起孕妇机体不适，从而造成流产。

提及怀孕，不可能不提及生殖器官，造成流产的因素中自然少不了生殖器官疾病，如孕妇子宫畸形、子宫肌瘤、宫颈粘连、宫颈重度裂伤及内口松弛等，这些并不会直接引起全身的不适，但是它们会影响到胎儿与母亲之间的各种联系，从而引起流产。

还有一些因素——免疫因素，如抗磷脂抗体、抗 β2 糖蛋白 I 抗体、狼疮抗凝血因子、抗核抗体、抗精子抗体阳性的孕妇，这些因素都会或多或少地引起孕妇的免疫反应，或过敏反应，或免疫排斥反应，这些都是可以导致流产的。当然，如果母婴双方免疫不适应等也可导致流产。

以上所述基本都是一些疾病所引起的流产。还有一些因素，我觉得需要着重提一下，即不良习惯及强烈刺激所引起的躯体或心理刺激。关于不良习惯这个问题，就比如说吸烟、酗酒、过量饮用咖啡，我只想问一句，您真的想要孩子吗？您若不想要，您何必要生呢？您如果认为您无辜，那孩子岂不更无辜，一声不吭地被带到了这个世界，还因为母亲的原因先天不足，他找谁喊冤去啊！还有一些心理因素，关于这一点，有时候也是蛮心疼女性的，一般心理因素，无论是因为自身原因还是外界因素导致的，我都希望那些准爸爸们给自己女人和孩子多点耐心，毕竟她们还将陪伴你的后半生。

有些是先天原因

先天因素也许是普通人最无法左右的了。早期流产的主要原因是染色体异常，包括数目异常或结构异常，多数结局为难免流产。然而，染色体、DNA等基因问题却是平常人最难料到及处理的，遇到这种原因导致的疾病，非富贵者，怕是难以处理了。

有害物品请远离

过多接触有害的化学物质和某些物理因素，均可能引起流产。这些东西，且不说您是否处于怀孕状态了，即便不是这个弱势群体，您的身体也会受到一定的伤害。当然，我们可能会因为工作及生活原因，去接触铅、砷、苯、甲醛、环氧乙烷、放射线、高温及噪音等环境，但是当怀孕时，还是尽量地减少吧。

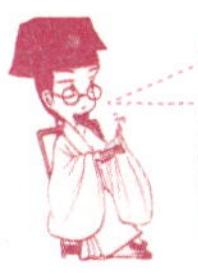

饮食影响也不容小视，薏苡仁、红豆、山楂、肉桂、茭白、大闸蟹这些食物均会诱发宫缩，怀孕初期的女性最好不吃，以免引起流产。

遇到事情别着急，解决才是要紧事

人有旦夕祸福。是人便不可能一生无疾无灾，那么如何应对那些会影响到宝宝顺利生产的疾病呢？无他，专业问题寻找专业人员，及时就诊，按时检查，将影响到保胎的因素尽可能地扼杀在摇篮之中。

虽然我们已经知道了会造成流产的一些因素，为诸位安胎增加了一定的成功率。但是天有不测风云，意外总会发生，所以面对意外又该如何呢？流产分为多种，不同的流产，有着不同的应对方法。

如果您是先兆流产，应充分休息，卧床，严禁性生活，心理放松，增强信心。药物可用黄体酮辅以维生素 E 及少量甲状腺素（适用于甲状腺功能低下者）支持治疗，以苯巴比妥镇静等。如果在先兆流产后发现身体有大出血的状况，可能就是难免流产，确诊后应尽早清理宫腔内容物。如果流产后，发现并没有流干净，也就是不全流产，确诊后应尽快行刮宫术或钳刮术，同时补液或输血，如果感染应先控制感染。其实关于流产，还有反复自然流产，遇到这种情况，应在怀孕前进行必要的检查，对症治疗；已怀孕出现反复自然流产后按先兆流产处理。稽留流产，也是较难处理的一种，由于胎盘组织机化，与子宫紧密相连，处理困难，一般根据孕周采用刮宫或药物使胎儿和胎盘排出，以防发生凝血功能障碍。还有就是完全流产，这种一般是不需处理。

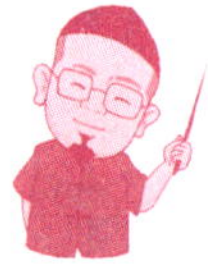

11. 流产后多久能要孩子？给自己一段休息时间

我在医院工作多年，每天见到因怀孕来医院就医检查的准妈妈们数不胜数，其中不乏那些前不久便有流产记录的患者。对于这一现象，其实也是可以理解的，毕竟如今在中国，独生政策已撤，二胎政策发布，大部分的夫妻都开始了自己的二次造人计划。但是无论是出于什么目的地去怀孕，准妈妈们都是要考虑到自己的身体的。

有研究表明，女子每一次妊娠对其身体都会有着一定的损害，正常妊娠便是如此，更何况流产呢？每一次妊娠对身体都是一次极大的损耗，所以有过流产经历的美女小姐姐一定要注意了，给自己身体一个休息的时段，好好调养身体。

子宫也会累，让它休息休息

流产后人的心理状态和体力需要一个恢复的过程，而不管什么形式的流产都会对子宫造成很大的创伤，子宫内膜的修复也需要一定的时间。子宫有记忆功能，如果没有恢复好，过早地再次怀孕，这时子宫内膜尚未彻底恢复，难以维持受精卵着床和发育，容易流产或者宫外孕，怀孕间隔时间越短，越容易流产。而且任何一次流产均对身体有一定损伤，均可能导致继发不孕或习惯性流产，过早地再次怀孕，从某种角度来讲相当于短期内两次人流，因此流产后不要急于受孕怀胎。

为了身体健康，流产后过早怀孕是要不得的。而且对于女子来讲，为了所谓的爱情而不珍惜自己的身体更是要不得的。身体是自己的，如果我们自己都不在乎，还能希望谁来在乎呢？给子宫一个休息的时间吧！

等多久才能再次怀孕

一般情况下，医生都会建议等待一段时间后再怀孕，以免增加再次流产的概率。根据我多年的临床经验，清宫或者引产的女性最好半年后再备孕，药流或者自然流产的女性最好 3 个月后再开始备孕。这样是为了让子宫有较长时间修复，避免再次流产，减少妊娠并发症的发生，降低新生儿发病率。

流产后不要急于受孕怀胎。一般来说，流产后至少半年，最好是一年后再怀孕为好。因为首先，无论是机体还是生殖器官经过充分的休息、调养，对受孕怀胎、母子健康以及优孕、优生都大有裨益。其次，若第一次流产是因孕卵异常或患病所致，那么，两次妊娠期相隔的时间越长，再次发生异常情况的机会也就越少。如果想要一个健康的宝宝，女性流产后应坚持科学避孕，待一年半载后再怀孕。

但是凡事总是有例外，因为女子的身体不同，而且每个人的思想不同，这也就产生了各种各样的流产方式，针对不同的流产方式，就会有着不一样的最佳怀孕政策。

如果是自然流产，根据最近的研究调查可知，自然流产后的妇女如果希望迅速怀孕，不需要等待，立即妊娠并不会增加流产的概率。如果自然流产后，子宫内膜剥落得比较干净，则不需要做清宫手术，也就不会造成子宫损伤，子宫会很快复原，不需要等待数月再怀孕。

曾有权威机构选取两组妇女为观察对象，一组两次妊娠间隔时间少于 3 个月，一组的间隔时间稍长，为 3~12 个月。经过观察，两组妇女再次妊娠后发生前置胎盘、早产和胎膜早破的风险并没有显著差异，两组胎儿出生后的情况也大致相同。

国内妇产科界对于自然流产后再次妊娠的间隔时间，一直没有明确的结论。国外有关调查也认为，自然流产后等待再次妊娠的时间会影响女性的心理状况，如果自然流产后等待 8 个月没有怀孕，妊娠的信心会减退。

已有研究表明，自然流产后在 3 个月内再次妊娠，流产的发生率为 16%~20%，与间隔 3 个月以上再次妊娠的妇女相比较，自然流产之后随时再次怀孕的人，流产的发生率并没有明显增加。他们同时发现，妊娠间隔时间超过 1 年以上者，流产发生率反倒明显高于 1 年内妊娠者。

因此，自然流产后迅速妊娠对妇女的心理健康有益，可以增强怀孕的信心，从而缩短自然流产带来的伤痛，减少抑郁症的发生。所以，自然流产后的妇女如果很希望有个孩子的话，应当鼓励她们尽早怀孕，不需要等待。

但是自然流产后需要到医院做个 B 超，看流产是否完全，若没有流完全就需要做清宫处理。这也就意味着有着另一种情况，在自然流产后又进行了损伤性的清宫手术，因为清宫术对子宫是有着一定伤害的，这就需要女子休养一段时间再怀孕。

防患于未然，流产后如何备孕

所有的养生保健工作都是重在日常，流产后的保养也不例外，只有日常防护做到位，才可以有效减少未来怀孕流产的概率。

①流产后的妇女要做好个人卫生保健，注意保持局部清洁，每天清洗外阴，使用清洁的卫生巾，并勤换。不穿化纤面料的内裤并每日换洗。

②因为流产后子宫尚未完全复原，宫口未完全关闭，所以要避免性生活，防止感染，最好能禁欲 1 个月。

③药物流产后一个月内不洗盆浴，不做阴道冲洗，禁止游泳。

④注意休息，避免劳累，合理饮食。多食优质蛋白以增强体质，但不要过食油腻。

⑤若阴道长时间出血则应及时就医。

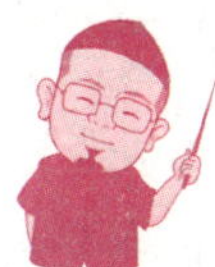

12. 流产后坐个“小月子”，健康一生

所谓“月子”，医学上指的是产褥期。产褥期定到产后的六周，也就是说从胎儿娩出以后到产后六周这个时间叫作产褥期，民间俗称“月子”。“月子”是产后妈妈整个身心得到综合调养和恢复的一个阶段。月子期女性生殖系统、内分泌系统、心理得不到及时、科学的调养与修复，会留下一系列严重的后遗症。

相信只要是在中国土生土长的人儿，大概都是有听过“月子”及“坐月子”这两个词语。但是大家知道“小月子”吗？又有几个人了解“小月子”的重要性呢？

拒绝二次伤害，将“小月子”进行下去

在生活中，相信许多人都听说过“是药三分毒”这句话，如今我要再科普

一句话，"逢怀孕必伤身"。从某种角度来讲，每个女子在怀孕时，都是在拿着自己的生命营养哺育着子女，这是拿多少营养品都难以补回来的。而每次流产都是在原本的伤害上又加了一重伤害，面对这些损耗，想要免受其难，便需要"小月子"了。

意外怀孕堕胎手术后一般需要休息半个月或一个月，民间称这段时间为"小月子"。相信很多堕胎后的女子是没有注意过"小月子"的存在的，然而"小月子"对于女子而言，却是非常重要的。我们所说的堕胎手术虽然是一种比较安全的小手术，但子宫、卵巢等相关器官也要经历修复的过程，如果调养得宜，则身体状况能恢复如初。

如果在"小月子"中，没有好好调养会发生什么呢？首当其冲便是我们经常听到的感染。女子流产后，不仅生殖器会长时间伴随着感染源，而且周身免疫系统也会受到一定的影响，免疫力下降就会产生感染。如"小月子"护理不当，容易引发阴道炎、急慢性盆腔炎、宫颈炎、输卵管炎、宫腔粘连等疾病。因为流产是与子宫、卵巢等生殖器密切相关的，行堕胎手术后，会对其产生一定的影响，若不使其休息得当，则会有子宫内膜异位症、痛经、输卵管堵塞等症，更有甚者，再次受孕时可能会有胎盘难以附着或附着位置不对，而造成流产或更严重的后果，最终形成不孕或危及母体性命。

如何做自己的月嫂

无论是针对哪种病情的保养，最重要的就是保持一个良好的生活习惯。而对于行堕胎手术后的女子而言，不仅需要注意自己的生活习惯，还需要时刻观察身体是否存在不良反应。一般来讲，手术后头三天最好卧床休息。因为人工流产后，子宫内膜留下了创面，如过早活动可能会延长阴道出血时间，半月内应避免参加体力劳动和体育锻炼。在饮食上，要适当增加营养。因为手术会使身体受到一定的损伤，所以，应及时补充一些富含蛋白质、维生素的食品，如瘦肉、鱼、蛋类、奶等。患者自己一定要观察出血情况，人工流产时子宫内膜被剥离后，子宫壁上所留下的创面可有少量出血，一般在 3~10 天时阴道流血渐渐停止，如果流血量超过月经血量，持续时间过长，甚至伴有下腹痛、发热等，必须及时就诊治疗。还有较为重要的一点，就是坚持做好避孕。流产后多数在 1 个月左右卵巢就会恢复排卵，因此，流产后只要恢复性生活，就要采取避孕措施。还有一点，便是针对前面所说的感染问题，流产后机体抵抗力下降，更应注意个人卫生。由于子宫内膜留下创面，阴道分泌物增多，使之成为微生物感染、繁殖的温床。因此，要特别注意外阴部的清洁卫生，及时淋浴清洗外阴部，卫生巾要进行消毒并时常更换；半月内避免盆浴，勤换洗内裤；一个月内要绝对禁止同房，以防感染。这些都是预防子宫内膜炎、输卵管炎、盆腔炎等妇科疾病的重要措施。

民以食为天

不同的病人需要不同的饮食原则，但是宗旨还是相似的，即“缺啥补啥”。那么人工流产后女子该如何拥有一个恰当的饮食习惯呢？

人工流产后必须对各种食物在数量上、质量上及相互搭配上做出合理安排，以满足机体的需要。首先蛋白质是抗体的重要组成成分，如果摄入不足，则机体抵抗力降低，人工流产后半个月之内，可多吃些鸡肉、猪瘦肉、蛋类、奶类和豆类、豆类制品等；人工流产手术后，由于身体较虚弱，常易出汗，因此补充水分应少量多次；汗液中排出水溶性维生素较多，尤其是维生素 C、维生素 B_1、维生素 B_2，因此应多吃新鲜蔬菜、水果，这类饮食也有利于防止便秘；另外，在正常饮食的基础上，适当限制脂肪，术后一星期内脂肪控制在每日 80 克左右；行经紊乱者，忌食刺激性食品，如辣椒、酒、醋、胡椒、姜等，这类食品均能刺激性器官充血，增加月经量；同样，在这个妇女普遍存在少许“宫寒”症状的时代，也应忌食螃蟹、田螺等寒性食物，以免加重身体负担。

羊毛出在羊身上，治病当求本

妊娠、流产、分娩等都是与子宫密切相关的，小产后宫内残留物排出干净与否与子宫恢复的程度将直接影响下一次受孕，小产后小腹疼痛、恶露不尽都是子宫复旧不全的表现，还有可能引起痛经、月经不调，因此小产后是需要重视子宫保养的。

保养子宫，我们可以采用中医经络及穴位刺激调节五脏功能，配合药物起到修复子宫的作用，同时有效改善女性阴道内环境，清理毒素垃圾，修复阴道平滑肌，恢复弹性。

其实如何保护自己，呵护自己的健康身体，尽在日常生活中。身体是自己的，自己不爱惜些，还能有谁爱惜呢？另外，虽然在上面的描述中，经常将流产后的美女称为患者，但是这只是代称，希望每一位经历了小产的人都不要将自己视为患者，不给自己这个心理暗示，因为身体机能是很聪明的，它可以感受到大脑的情绪，这种心理暗示，极有可能会带来身体的消极反应。

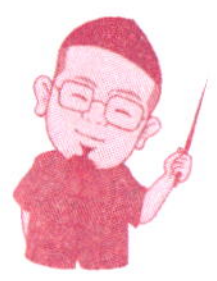

13. 误入迷途，出现宫外孕怎么办

大自然总是神奇的，好比春天，在这个万物复苏的季节，成千上万种生物开始繁衍后代。大自然也是残忍的，物竞天择，不计其数的精细胞们经过环境改变、卵细胞的多层保护膜等关卡的淘汰，终于选出一个精细胞英雄与卵细胞公主结合，形成宝宝的最初状态——受精卵小仙子。虽上天有好生之德，但世界终究是残酷的，在进入子宫怀抱的路途中，会有个别的小仙子“误入迷途”，去了不该去的地方着床，也就产生了我们俗话说的宫外孕。危及宝宝且先不说，即便是孕妇的生命也危在旦夕。那么该怎么办呢？

何为“误入迷途”

所谓宫外孕，即孕卵在子宫腔外着床发育的异常妊娠过程，也就是异位妊娠，以输卵管妊娠最常见，也有部分小仙子会来到卵巢或宫颈处着床。像输卵管、卵巢、宫颈等位置，这些部位没有办法像子宫那样容纳胚胎的生长和供给充分的营养，早期还好，但时间长了，一旦胚胎生长起来，或者营养供应不上了，就会产生一些严重后果。

既为迷途，便存异常

众所周知，女性怀孕期间会出现停经，宫外孕患者也会，不同的是宫外孕患者常在停经 6~8 周就会出现各种症状，如腹痛、恶心、呕吐、尿频、阴道出血、晕厥、休克等。而正常怀孕一般除非流产，不会在停经 6~8 周出现上述症状。

迷途须知是迷在何方

在根据以上所述宫外孕的症状来与自身不良反应一一对照后，怀疑自己是宫外孕时，必须尽快就医。

输卵管妊娠未发生流产或破裂时，临床表现不明显，诊断较困难，应结合辅助检查，以期尽早明确诊断，这就需要家属朋友的配合了。HCG 测定、孕酮测定、超声诊断、诊断性刮宫、后穹隆穿刺、腹腔镜检查、部分生化标记等检查是我们常用的有关宫外孕的检查项目。此时，确诊异位妊娠需要：①有典型临床表现。②妇科检查：未破裂时表现为子宫增大而软，但小于停经月份，一侧附件可触及小肿物，有轻压痛。破裂后则见阴道后穹隆饱满；宫颈有摇举痛；子宫稍大而软，出血多时有漂浮感；子宫一侧可触及肿物，质软，边界不清，压痛明显。③尿妊娠试验阳性。④血清 HCG ≥ 625IU/L，但每 48 小时定量测定非成倍增长，而是低于此值。⑤ B 超：宫内未见妊娠囊、宫旁有一低回声区。⑥后穹隆穿刺抽出不凝血，提示输卵管妊娠破裂。

解铃还须系铃人，何为因

由前面可知道，宫外孕，即异位妊娠，是有极大危险性的，而且异位妊娠又因其部位不同而分为多种，不同的病因又会产生不同的结果。

异位妊娠的病因有：①输卵管炎症。可分为输卵管黏膜炎和输卵管周围炎，两者均为输卵管妊娠的常见病因，淋球菌及沙眼衣原体所致的输卵管炎常累及黏膜，而流产或分娩后感染往往引起输卵管周围炎。②输卵管手术。输卵管绝育术后若形成输卵管再通或瘘管，均有导致输卵管妊娠的可能，尤其是腹腔镜下电凝输卵管绝育及硅胶环套术，而且因不孕接受过输卵管分离粘连术、输卵管成形术，如输卵管吻合术、输卵管开口术等，再次输卵管妊娠的发生率为10%~20%。③输卵管发育不良或功能异常。输卵管发育不良常表现为输卵管过长，肌层发育差，黏膜纤毛缺乏。④卵细胞在一侧输卵管受精。受精卵经宫腔或腹腔进入对侧输卵管，称受精卵游走，移行时间过长，受精卵发育增大，即可在对侧输卵管内着床形成输卵管妊娠。⑤辅助生育技术。从最早的人工授精到目前促排卵药物的应用，以及体外受精—胚胎移植（IVF—ET）或配子输卵管内移植（GIFT）等，均有异位妊娠发生的可能且发生率为5%左右，比一般原因的异位妊娠发生率高，其相关易患的因素有术前输卵管病变、盆腔手术史、移植胚胎的技术因素、置入胚胎的数量和质量、激素环境、胚胎移植时移植液过多等。⑥输卵管因周围肿瘤，如子宫肌瘤或卵巢肿瘤的压迫，特别是子宫内膜异位症引起输卵管、卵巢周围组织的粘连，也可影响输卵管管腔通畅，使受精卵运行受阻。⑦也有研究认为，胚胎本身的缺陷、人工流产、吸烟等也与异位妊娠的发病有关。

除之而后快或保守安抚

对于大部分异位妊娠患者，行手术治疗是最佳选择，而手术治疗又可根据病情分为多种。对于输卵管妊娠患者而言，若患者病情不严重，则有多种选择方向，但是每一种选择都是需要视病人身体具体情况来进行选择的。但是对于宫颈、剖宫产瘢痕、输卵管间质、宫角、卵巢等部位的妊娠而言，虽然可选择项也不少，但是与输卵管妊娠相比，危险性或许相对较大。

异位妊娠患者也可以选择药物治疗等相对温和的治疗方案，如以甲氨蝶呤为主的药物治疗手段，是治疗异位妊娠除手术外最常用的手段，但是此治疗方式也是要视情况而定。

无论是使用什么治疗手段，不可改变的是异位妊娠的危险性，所以患者及患者家属都要谨记医生叮嘱，做好心理准备，为自身的健康负责任。

迷途虽有险，防患是关键

避免异位妊娠，最重要的自然是注意怀孕时机及正确避孕。如想怀孕，则应选择双方心情和身体状况俱佳的时机；如暂不考虑做母亲，就要做好避孕，良好的避孕从根本上杜绝了宫外孕的发生。

异位妊娠发生的必要条件便是母体自身的疾病，因此，准妈妈们需要及时治疗生殖系统疾病。炎症是造成输卵管狭窄的罪魁祸首，人工流产等宫腔操作更是增加了炎症和子宫内膜进入输卵管的概率，进而导致输卵管粘连狭窄，增加了宫外孕的可能性。子宫肌瘤、子宫内膜异位症等生殖系统疾病也都可能改变输卵管的形态和功能，及时治疗这些疾病都可以减少宫外孕的发生。

其实异位妊娠也是与人们日常生活习惯有所关联的，所以为了自身身体健康，请大家要注意经期、孕期和产褥期的卫生，防止生殖系统的感染。停经后尽早明确妊娠位置，及时发现异位妊娠。

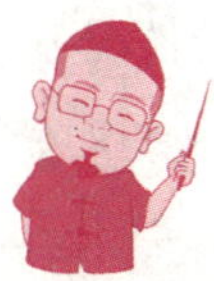

14.“人流”，无痛的当真不“痛”吗

我刚从北京中医药大学毕业的时候，从事的第一份工作就是做人工流产，

所以对它有深刻的理解。

妊娠 3 个月内采用人工或药物方法终止妊娠称为早期妊娠终止，也可称为人工流产，用来作为避孕失败所致意外妊娠的补救措施，也用于因疾病不宜继续妊娠、为预防先天性畸形或遗传性疾病而需终止妊娠者。

人工流产可分为手术流产和药物流产两种方法，手术流产又可分为普通手术流产和无痛手术流产。药流，需要在医生的指导下进行服药流产；普通人流需要进行刮宫，让附在子宫壁上的孕囊组织脱离，然后再用负压吸取器吸出孕囊；可视无痛人流，是利用先进的内窥镜技术，让医生整个手术过程都清楚地看见女性子宫的情况，准确定位孕囊，不容易出现漏吸、空吸的情况。

“人流”，为何会痛

其实，在各种手术中，人流手术算是简单且用时短暂的，吸宫术顺利时 3~5 分钟即可结束操作。虽然简单，却也是不可疏忽的，术中扩张子宫颈和刮吸子宫内膜时可使病人感到极度疼痛和不适，强烈刺激可引起反射性的心率、血压变化。虽然多数症状于病人休息后可自行缓解，但对原有心肺疾患病人也可能造成严重后果。因此如何采用适当方法使孕妇在安静、平稳、无痛的状态下平安完成手术，避免不良反应的发生，近年来已受到普遍关注，无痛人工流产术也随之而产生，并逐渐完善。

无痛人工流产术是指麻醉医生对孕妇实施全身麻醉后进行的人工流产术，这需要专业的麻醉科医师配合完成手术，就是在吸宫流产手术的基础上，加上静脉全身麻醉，手术中没有痛感。麻醉医师通过静脉注射全身麻醉药，患者约 30 秒可进入睡眠状态，手术医生开始进行人流术，在孕妇毫无知觉的情况下，便可完成手术，整个手术过程仅需 3~5 分钟。孕妇在手术后意识完全恢复，30 分钟后即能自行离院。

谨慎方可至远方

但凡一人想要做好一事，就必须细心、细致，换句话说，须谨慎行事。做寻常事便是如此，更何况是人命关天的手术呢？纵然人工流产手术可以无痛，然而还是有风险的，所以必须要做好各种事项。

①无痛人流手术前要检查：做包括尿常规、B超、心电图、白带常规等检查，主要是为了排除宫外孕、妇科炎症等异常情况，并可准确地判断孕囊大小和位置，从而提高手术的安全性，这些检查一般需要1~2个小时。

②无痛人流手术进行期：检查完没有问题后，即可进入手术室进行手术，在对外阴和阴道进行消毒后，麻醉师会为女性注射静脉麻药，让女性很快就可以进入到睡眠状态。这时，医生就可以把手术器械伸入宫腔将孕囊吸出，整个手术过程仅需3~5分钟。

③人流术后需要消炎：清洗完外阴后，需要到休息室进行消炎，一般采用挂水或者药物消炎，大概需要1个小时左右，如果没有异常情况的话，消炎后患者就可以回家了。

术前安抚很重要

世界上没有两片树叶是完全相同的，更何况是人呢。每个人对手术抱有的态度都不同，有许多人在手术前都是抱着恐惧的心理，对手术便是如此，更何况是流产手术呢。原本对孩子都有着些许不舍的母亲，心情又怎能好呢？心情不好，怕是身体也不会太好。因此，术前安抚是要做好的。

①术前休息好，保持好的精神状态。医生建议来做人流的女性，在手术前一天晚上洗个热水澡，睡个美美的觉。事实证明，这是不错的方法。

②术前知道手术的情况。女性对于手术有知情权，可以先了解清楚。医生会在术前告诉女性手术的基本情况，包括手术时间、手术麻醉等，让女性知道，手术过程不会疼，手术时间很短，手术后没风险，这样也可以

有效缓解担忧。

③转移注意力。手术前，可以将注意力从手术转移，想一些开心的、放松的事情，女性的注意力转移了，也就不会害怕了。

无痛人流前后饮食要注意

中医认为，人有先天之肾精，也有后天脾胃精华，在我看来，先天之精是我们无法控制，只有脾胃调理方才是我们可以控制的，因此流产术前术后的饮食也是要注意的。

人流前不可以喝酒，不利于子宫内膜的修复。人流前忌食生冷食物，流产妇女的脾胃功能欠佳，过于寒凉的食物会损伤脾胃，影响消化，如冰镇饮料、凉拌生菜等低温食品，以及柿子、梨、黄瓜、苦瓜、蚌肉、田螺、蟹、鳖等寒凉食品。

流产后应重视饮食的补养，这对女性身体健康有很大的影响。因为流产对身体有一定的损伤，丢失一定量的血，加上流产过程中心理上承受的压力和肉体上的痛苦，产后的身体比较虚弱，有的人还会有贫血倾向。因此，适当地进行补养是完全必要的，补养的时间以半月为宜，平时身体虚弱、体质差、失血多者，可酌情适当延长补养时间。人流后不要吃油腻食物。由于流产后胃张力及蠕动均较弱，故过于油腻的食物如肥肉、动物油脂、油炸花生等尽量少食，以免引起消化不良。蛋白质是抗体的重要组成成分，如摄入不足，则机体抵抗力降低。人工流产后半个月之内，可多吃些鸡肉、猪瘦肉、蛋类、奶类和豆类、豆类制品等。人工流产手术后，身体虚弱，常出汗，补充水分应少量多次，减少水分蒸发量；汗液中排出水溶性维生素较多，尤其是维生素 C、维生素 B_1、维生素 B_2，因此，应多吃新鲜蔬菜、水果，也有利于防止便秘。在正常饮食的基础上，适当限制脂肪摄入量，术后一星期内脂肪控制在每日 80 克左右。忌食刺激性食品，如辣椒、酒、醋、胡椒、姜等，这类食品均能刺激子宫充血，也应忌食螃蟹、田螺、河蚌等寒性食物。

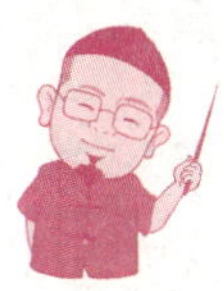

15. 想怀孕吗？别走岔了路子

“有孩子，有未来，××× 欢迎你”“品孕育之美，享天伦之乐”“您是否还在为没有孩子而伤心苦恼，治疗不孕不育，请找 ×××”……不知道大家对这些言语是否感到有些熟悉，这就是我们偶尔会见到或者听到的治疗不孕不育的常见广告词。

无论是东方还是西方，孩子都可以说是一个家庭的未来。而且在中国，虽然随着时代的变化，人们思想的开放，我们早已摒弃了那些封建思想，但是“百善孝为先”“不孝有三，无后为大”这些话却依旧深入人心。在医院的产科，随着“哇”的一阵稚嫩的哭声，带来了一个家庭的欢声笑语。纵然如今已经有了“丁克”一族，但是又有几人愿意体会自己到老了无人承欢膝下的感受呢？

不孕不育应该是许多无子无女夫妻的心头大患，只是无论是什么病，想要治疗都是有一定原则的。

不孕不育是指婚后未避孕，有正常性生活，同居 1 年而未曾妊娠者。分为原发性和继发性。原发性不孕不育是指婚后未避孕从未妊娠者；继发性不孕不育是指曾有过妊娠而后未避孕且连续 1 年不孕者。

关于不孕不育，身边也有些朋友很苦恼，他们经常会遍访名医，或就诊于医院，或寻求一些地方偏方，只求能有个自己的孩子。也有人不知听信了谁的话，认为不孕不育是因为身体虚，应该补。然而对于不孕不育，不管其他，只一味求滋养身体是不对的。

不知道大多数人看到“补”字是何感想，笔者看见该字第一反应便是中医“八大治法”中的“补法”。“补”字出现，则病人体内必有虚。但是不孕不育的原因真的只是个“虚”字吗？

世上没有完全相同的两片叶子

世上没有完全相同的两片叶子，同样，世上也没有完全相同的两个人。因此，不同的人患病也不能只使用一种方案治疗，体质、病症等都是治疗的根据。中医讲究辨证论治，自然是不能只靠“补法”来进行治疗的。在中医中，关于辨证论治这一点上，还特意强调了“同病异治”及“异病同治”这两种情况，为的便是告诫后人，不可因为偷懒，便忽略辨证，延误病机。

治病须知因

在中医理论中，讲究气血、阴阳、五行的平衡。

肾为先天之本，藏精，主生殖，在人体生殖繁衍中起着主导作用。

我在读《素问·上古天真论》时，看到其中讲“女子七岁，肾气盛，齿更发长。二七而天癸至，任脉通，太冲脉盛，月事以时下，故有子……丈夫八岁，肾气实，发长齿更。二八，肾气盛，天癸至，精气溢泻，阴阳和，故能有子……七八，肝气衰，筋不能动，天癸竭，精少，肾脏衰，形体皆极。八八，则齿发去。肾者主水，受五脏六腑之精而藏之，故五脏盛，乃能泻。今五脏皆衰，筋骨解堕，天癸尽矣。故发鬓白，身体重，行步不正，而无子耳”。

所以，人体生殖机能的变化过程就是肾精盛衰的反映。通过肾精、肾阴的滋养和濡润，以及肾气、肾阳的温煦推动作用维持肾的气血阴阳平衡，肾阴肾阳失衡则会引起诸多问题。肾阳或肾阴不足，会导致精冷、精少等，影响人的生殖功能。明代缪希雍《神农本草经疏》曰：“男子肾虚则精竭无子。”人体所藏之精，分为先天之精和后天之精。先天之精为肾精；后天之精是依靠水谷化生精微而滋养，其充盈与否则与脾的功能关系密切。

脾为后天之本，主运化水谷精微，为气血化生之源。脾胃功能对肾精的盛衰与否起着直接和间接双重作用。脾化生水谷精微，输布全身以养五脏，精室得精微滋养，才能使生殖之精充足。肾精足可化生气血，气血充亦可化精，此即精血互化互生。肾精欲盈，必先脾健，脾健则气血充，生精有源，才能“精气溢泻”而繁衍后代。若脾虚化生水谷之功能障碍，精微不足，肾精失充，则精少、精清、精弱而不育。脾虚气亏，运血之力不足，气血不和，血不化精，则亦致精少、精弱而不育。

可能有人看到这里便不自觉地会问，这样说来，不孕不育的根本便是脾肾虚弱吗？并非如此简单。人体脏腑可分五脏、六腑、奇恒之腑，五脏乃肝、心、脾、肺、肾，分别对应五行中的木、火、土、金、水。正常之下五行之间有相生相克，相互制约，相互滋养生长；而病理状态下，则有相乘相侮，相互影响，五脏也是如此。不孕不育应是病理状态，机体内必然存在着五脏的相互制约，自然不能用脾胃虚弱一概而论。

知因便可行医

既然知道了不孕不育应是以脾肾两脏之因为主，其他脏腑问题为辅，那么该如何治疗呢？说到这里，可能有人会认为，既然有脾肾之虚，那么直接用“补法”不就可以迎刃而解了么？改天我就买各式各样的大补之物来调理身体。错，大错特错。先不论药物有其药性趋向，只论病情，难道不孕不育就只是因为脾肾之虚吗？或阴虚火旺，或湿热下注，或痰瘀阻闭等病证皆可间接阻滞脾肾之气运行，又怎能单以“虚”字来解释病情呢？每种药皆有偏性，若药物不对证，岂不是延误病情？

因而想要治疗不孕不育，还是应该根据医生所嘱进行治疗。

夫妻同调

在过去，一个家庭一旦无子，便一律将责任推向了女性，将其归为女性的过错。但是事实并非如此，孩子是男女俩人的，那么不孕的原因自然也是需要从夫妻双方身上寻找。我治疗不孕不育，一个很重要的理念就是“夫妻同调”。

男性不育因素主要分为以下几个方面：①精液异常。指无精子或精子数过少，活动力减弱，形态异常，常见的原因有先天性发育异常、全身慢性消耗性疾病等。②精子运送受阻。多因炎症致使输精管阻塞，阻碍精子通过，而阳痿或早泄患者往往不能使精子进入阴道。③免疫因素。男性体内产生对抗自身精子的抗体，或射出的精子产生自身凝集而不能穿过宫颈黏液。④内分泌功能障碍。如甲状腺功能亢进、肾上腺皮质功能亢进、垂体功能减退等。

女性不孕因素主要分为以下几个方面：①排卵障碍。常由于下丘脑－垂体－卵巢轴功能紊乱、全身性疾病、卵巢病变等导致无排卵。②输卵管因素。这是不孕症最常见的原因，如输卵管炎症、输卵管发育异常等。③子宫因素。子宫发育不良、黏膜下肌瘤、特异性或非特异性子宫内膜炎症、宫腔粘连及内膜分泌反应不良等，可致孕卵不能着床或着床后早期流产。④宫颈因素。体内雌激素水平低下或宫颈炎症时，宫颈黏液的性质和量发生改变，影响精子的活力和进入宫腔的数量；宫颈息肉、宫颈口狭窄等均可导致精子穿过障碍而不孕。⑤阴道因素，先天性无阴道、阴道横隔、处女膜闭锁、各种原因引起的阴道狭窄都可能影响精子进入；严重阴道炎症缩短精子生存时间而致不孕。⑥免疫因素。不孕妇女的宫颈黏液内产生抗精子抗体或血清中存在透明带自身抗体，都会阻碍精子和卵子的正常结合。

无论是男子还是女子，想要知道准确的病因都离不开相关检查。

在治疗方面应注意以下几点：①注意增强体质以增进健康，纠正贫血和营养不良状态，积极治疗各种内科疾病，针对检查结果做相应治疗。②对排卵功能异常的治疗。如确定不孕的原因是无排卵，则需找出原因对症下药，如以甲状腺素治疗甲状腺功能低下，以性腺激素释放因子治疗性腺功能不足，以性腺激素释放因子的拮抗剂治疗男性激素分泌过多症，以刺激排卵的药物诱发排卵等。③对子宫、输卵管及盆腔因素的治疗。有些子宫解剖结构异常可用手术矫治；持续性子宫内膜炎可给予抗生素治疗；子宫内膜异常增生可用子宫扩张及刮除术去除异常增生的组织；子宫内膜异位症可以手术、药物或以两者并用的方式治疗；输卵管阻塞可以输卵管通气试验治疗或显微手术矫治；宫颈黏液分泌不佳可以小剂量雄激素改善分泌情形。④根据具体检查结果及治疗情况分别采用适当的辅助生殖技术。

特别提示

苏大夫要强调一点，预防流产、胎停育的关键在于备孕阶段调理好父精母血，男方精气健旺，女方气血充足，胎儿才能健康成长。打有准备之仗，是获得好孕的关键。

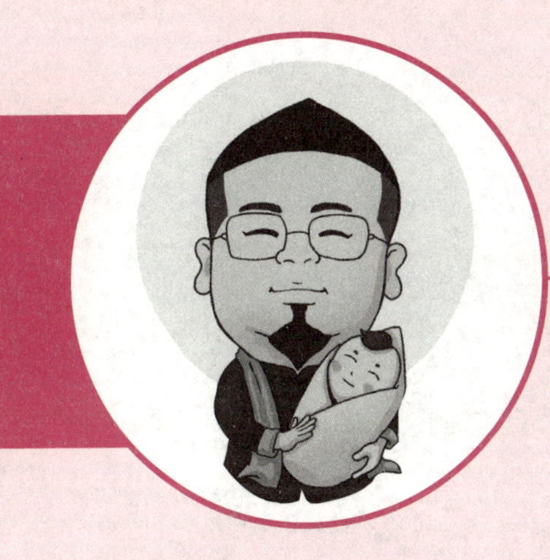

第四篇

说说男人的『小蝌蚪』

送你一个好“孕”气

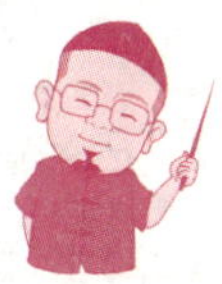

1. 精子从哪儿来？要到哪儿去

“小蝌蚪”——精子是生命起源之一。别看这个东西小，但是却承担着人类繁衍的重任。那么，如此重要的小东西，是从哪里来的？又要往何处去呢？

“小蝌蚪”，是由于精子在显微镜下的形态酷似蝌蚪而得名，总长约 66 微米，由头、尾两部分组成。小蝌蚪的头里含有一个染色质十分致密的细胞核及一个顶体。顶体对大家来说是很陌生的名词，其实它是一种膜性细胞器，在细胞核的前方像帽子一样罩着细胞核。顶体内含多种水解酶，其本质就是一个巨大的溶酶体，这是为了将来遇见卵子时可以溶解卵子那层坚硬的外壳，方便幸运的精子进入卵子。尾的中心含有一条轴丝，这个轴丝贯穿全尾，中段含有螺旋状排列的线粒体。精子的主要功能就是寻找卵子并与之结合成受精卵，将自己体内的遗传物质送入卵子。原来精子扮演着一个快递员的角色，那“小小快递员”是从哪个“快递公司”出发的呢？人类早已发现这个秘密的“公司”，那就是——睾丸。

睾丸，是雄性动物生殖器官的一部分，位于阴囊内，呈椭圆球形，左右两侧各一个，而且这两个“圆球”是高低不一的，冷的时候，睾丸会贴近身体，热的时候，睾丸则会自动远离身体，保持自己温度恒定。睾丸并不是自己一个“丸”在阴囊里，除了必须配备的血管、神经和淋巴管，它还有两个“好伙伴”，分别是附睾和输精管。附睾是一个曲折又细小的长管，一端连着睾丸，一端连着输精管；输精管听名字就知道是干什么的，它的下端和附睾相接触。睾丸是非常脆弱的，外面有一层白色的保护膜，被称为白膜，是一层坚硬的纤维膜。此纤维膜沿睾丸后缘增厚，并突入睾丸内形成睾丸纵隔，从纵隔发出许多结缔组织的小隔，相当于一个个墙壁，将睾丸实质这个“大公司”分隔成许多被称为睾丸小叶的“小部门”。弯弯曲曲的“工作者”——

精曲小管就在“小部门”里待着，精子就来自于这些“工作者”，因为精曲小管的上皮可以生产精子。

精子的产生终于搞清楚了，原来有一条清晰的流水线生产这些精子，是由“大公司”睾丸里的“小部门”睾丸小叶所管辖的“工作者”——精曲小管产生的。男性的精子是在青春期才产生的，而女性的卵子则是在出生时就有，而且数目固定，这一点在女性的卵子篇有详细的介绍，大家可以了解一下。现在，精子的出生地已经搞清楚了，那么他们出生后的目的地是哪里呢?

这个也分情况，如果是宅男，那精子出生后，在某些事物的刺激下，精子被射出，只能归于尘土，什么作用都没有，既不能与兄弟一起竞争，也不能找到属于自己的卵子；如果是一个已婚的正常男士，那么射精后，精子就会在阴道里开启寻找卵子之旅。

这绝对是一次惊心动魄的过程，要突破重重关卡。第一关是“宫颈天险”。男士将精液射入女性阴道后，精液和阴道分泌的黏液就会帮助精子跑过阴道，这是针对射在阴道里、距离宫颈过远的精子们而言，如果爸爸一开始就进入得够深，直接射在宫颈口周围，那精子们就直接通过“宫颈天险”了。宫颈口并不仁慈，它的通道里全都是黏液，动力不足的精子会全被困在黏液里孤独又不甘地死去。

即使通过了宫颈，仍有一场大战，他们的对手是白细胞——这是所有精子的梦魇。白细胞绝对是一个强有力的对手，是冷酷无情的杀手，而且它们并非是形单影只的杀手，而是一整个军团。它们在宫颈口后面严阵以待，路过的精子会被它们伸出的触手悉数抓住然后吞进腹中，只有少数比较幸运且机灵的精子才可以逃脱“魔爪”。这个时候，被白细胞单方面虐杀后，精子们已经死伤惨重。

这之后，存活下来的精子又到了命运的岔路口——输卵管了，精子们需要在此处作出艰难选择，是向左，还是向右？这只是一瞬间的事，精子必须快速做出抉择。然后，幸存的精子们就此分道扬镳，大家朝着自己认为有卵子的方向进发，足够幸运的精子会找到自己心心念念的卵子，但是，最终谁能真正进入卵子，还是凭运气。

这是大多数精子都会经历的过程，当然除了以上这两种经历，也有其他情况出现。比如还有一种非常特殊的情况，那就是——结扎。不知道有多少人了解过男性结扎，这是如今流行的一种永久避孕方式，只适合不想再生孩子的夫妇。这种手术是通过切断输精管，使精子无法进入精液、排出体外而达到避孕目的的手术。男性结扎后也不能立刻离开避孕套行房，因为结扎只是将精子出来的通道切断了，但是前半段输精管里的精液中还含有精子，这些精子可在体内存留数周甚至数月，如果在结扎后不久就离开避孕套同房，还是有很大概率怀孕，所以结扎后，最起码等待六周才能彻底离开避孕套。但是也有精子可以存活更久，所以最保险的办法还是去医院检查精液，直到精液里没有精子为止。

那还有人会问，精子出来的路被截断了，但睾丸没有被破坏，那也就是说精子还是会不断产生，可是路已经被截断了，那它们产生后就在被阻断的道路尽头堆积吗？这种担心纯属是杞人忧天。精子的确会不断产生，但是并不会堆积，而是被输精管上皮重新吸收，所以根本不用担心精子在路尽头被堵住，也不用心疼自己的精子，你自己生产的，最后还是回到你自己的身体里，典型的自产自销，何必担心呢?

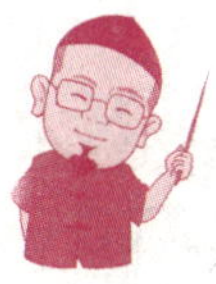

2. 精子常见疾病有哪些

这世上谁活着都不容易，一路走来都会有不如意，生老病死都是常有的事，没有谁能逃脱这些命运，小到蚂蚁大至鲸鱼，夹在中间的人类就更不用提了。人类的身体说脆弱也脆弱，说强悍也强悍，只是病来如山倒，碰上大病不死也要脱层皮。但是有一些病，你不知道它的存在，可能生理上也不会让你觉得很难受，但你知道了它的存在，心理上可就有些尴尬了。这种事儿，精子最有发言权了，让我们来了解一下最常见的有关精子的几种病症。

精子中的“畸形儿”

畸形的精子就像人类畸形的婴儿，头、体、尾都有形态变异，头部畸形的精子有巨大头、双头、不定形等；体部畸形有粗大体、体部不完整、体部折裂等；尾部变形有双尾、缺尾、卷尾等，这些精子都是在“百米赛跑”中被淘汰的精子，因为没有足够的动能，不能游过宫颈黏液，也不能足够灵活地躲过白细胞的截杀，大多数甚至在阴道里就因为游不动永远地停止前进。

畸形精子会对主人带来什么影响呢？最明显的就是不育了，精子畸形游不动，怎么能指望它找到健康的卵子呢？而且精子畸形会殃及女性，可能会引起女性习惯性流产。除了不育，男子还会有疲倦、乏力、食欲不振、腹部闷胀等症状，也有人出现腰膝酸软的症状，如果病人还有精索静脉曲张，则会出现睾丸坠胀之感。

“畸形儿”为什么会出生？

精子畸形的罪魁祸首就是吸烟，都说“饭后一支烟，快活似神仙”。可饭后是人体吸收营养最好的时段，这个时候吸烟，人体吸收的有毒物质会比平时多千倍百倍，而且，烟龄越长，精子畸形的数目就越多，想让自己的精子被嘲笑？那就尽管吸烟。其次是酒，什么坏事情都离不了这哥俩，烟酒烟酒，形影不离。喝酒引起的酒精中毒会伤害精子，导致其畸形。

不过，烟酒终究是身外之物，要想找到精子畸形的主要原因，还得从生殖系统下手。想想精子是从哪儿来的，再想想它是从哪里出来的，那就能猜个大概了。主要原因，还是泌尿生殖系统感染。当生殖系统感染疾病，精液中的营养物质就会急剧减少，最终导致精子畸形甚至死亡。

除了这几个原因，导致精子畸形的原因还有内分泌紊乱、化学制剂污染、环境污染等，保护精子，人人有责啊。

对于精子畸形得对症治疗，如果是生殖系统感染，要给予抗感染治疗；如果是内分泌问题，就得着手调理内分泌；若是吸烟酗酒，就戒烟戒酒；如果是化学制剂、环境问题，就得拒绝接触化学物品及远离被污染的环境。不过最根本的还是要去医院乖乖看医生，精子畸形可不会自己好起来，有病就得积极治疗，不能因为尴尬或者觉得没面子就拒绝治疗，这样只会害了自己。

除了积极治疗外，还可以借助中医治未病的原则，也就是说不用等到病来时再制定对策，我们可以采取预防措施。

一来当然是戒烟戒酒，精子对烟中的毒素太敏感，如果不想自己的精子畸形最好别碰烟酒。

二来则是减少房事的频率，现代人有些纵欲过度了，只顾着行乐却忘记自己的身体，男性一生中有效射精次数只有 3000 次，不管不顾地纵欲，精液中所含的精子量会越来越少，各位绅士们可长点心吧。

三来则是不能饿着自己的精子，任何生命的存在总是依赖能量的，别看精子小就欺负它、饿着它。现在生活水平好了，大多数人的嘴也变得挑剔起来，偏食是大家共有的毛病，你喜欢的有人不喜欢，其他人钟爱的食品在你眼里却如同黑暗料理，这都能理解。但是偏食，尤其是不喜欢吃肉的男性，长期食素会导致体内缺锌，缺锌会使精子数量下降 30% 左右，有人会说，精子数量那么多，一次射精就有几个亿的精子出来，缺这 30% 怕什么。诸位可别忘了，畸形的精子是不能通过重重考验找到卵子的，就算真的让它找到了，也非常幸运地进去了，但是这样孕育出来的孩子，您确定不会嫌弃？不过这个可能性几乎为零。但是大家为了自己的精子着想，还是尽量让自己的食谱丰富起来吧。

四来不能热着精子。精子也算娇贵，饿不得，热不得。上文说过睾丸是可以通过控制自己与身体的远近来调节自身温度的，但也并非是它一“丸”在孤军奋战，阴囊就是睾丸的另一个“温度调节器”，如果男士有喜欢洗热水澡的习惯，那么阴囊的温度就会升高，精子并不喜欢热，所以温度升高的后果就是精子不会被产生。过于紧的内裤、牛仔裤也会妨碍阴囊的散热，所以不能穿。

为了精子能正常产生，大家知道该怎么做了吧。

五来就是情绪的问题了。中西医都很重视情绪，情绪不稳定，悲伤、易怒、易忧郁都会影响人体健康，影响内分泌。内分泌也是影响精子的一个重要因素，如果情绪不稳定，会间接导致精子畸形，所以，舒畅情志是很有必要的，不如意之事十之八九，每个人都会有不愉快，我们不能改变注定的坎坷，但我们可以改变心境。

最后是要懂得用饮食调理。可以常吃“清炒虾仁”，取河虾肉 500 克，鸡蛋 2 枚，留蛋清即可，以及干淀粉等调料。先将虾肉洗净后加食盐拌匀，再加入蛋清搅拌，加干淀粉，和匀。另用油滑锅后，加入熟猪油，烧至四成熟加入拌好的虾肉，熟之前加入调料起锅，即可食用。这个方子有温肾壮阳的功效，可以辅助提高精子质量。

精液不液化

精液是由精子和精浆组成的，精液中只有 5% 是精子，剩下的都是精浆，精浆里含有果糖和蛋白质，是精子的营养物质，正常精液呈乳白色或淡黄色，刚开始的精液是液体状态，有利于射精，射精完毕后精液变为胶冻状防止精液从女性身体内滑出，而后又液化，以便精子们活动。如果精液排出体外 30 分钟后依旧是胶冻状，那这就是一种病理状态，这种情况被称为“精液不液化”。

精液不液化导致精液黏稠度增高，会影响精子的运动能力和存活率，会增加精子穿透宫颈黏液的难度，限制精子的能力，导致不育。精液不液化的后果除了不育还有射精困难与疼痛，可能伴有阳痿、早泄、血精、疲倦、乏力、失眠、头晕等。精液不液化听起来没什么大不了，但危害却不容小觑。

从中医角度而言，精液不液化的根源在于肝肾，多由寒凝、火旺、痰阻、血瘀所致，或先天不足、后天失养，大病伤阳，损伤肾阳，使精液寒凝；或房劳过度、酒色伤身、劳心过度，使阴虚火旺，灼伤津液，使精液黏稠；或喜食辛辣刺激、嗜食肥甘厚味，而致湿热内蕴，清浊不分，精液不化；或喜食冷饮伤及脾阳，脾虚不运，气化不利，水湿内生，阻而成痰，结于精窍，使精液不得液化；或血瘀阻窍，致使精液不得液化。

从西医角度而言，精液不液化的主要原因有前列腺分泌的纤维蛋白溶解酶不足（这往往是精囊炎和前列腺炎导致的），镁、锌等元素缺乏及先天性前列腺阙如等。现如今被认可的说法是前列腺和精囊的分泌物是精液凝固和液化的关键，精囊提供凝固因子，前列腺的分泌物负责液化，这两者中的任何一方出了问题都会导致精液液化异常。所以治疗精液不液化一般也是以治疗前列腺和精囊为立足点。

除了以上几种原因，还有一个比较关键的点——熬夜。生活作息不规律，经常性熬夜也会导致精液不液化。怎么样？是不是很多男士都中招了？

那么如何让凝固的精液重新变成液态呢？

从中医角度看，若是寒凝，则施以温阳；若是火旺，则用滋阴清热之法治疗；若是痰阻，则施以化痰开窍；若是血瘀，则使用化瘀行血、通经活络之法治疗。

西医治疗正如前文所言，是以治疗前列腺和精囊为立足点。而且临床上的确有很多精液不液化的病人经过这样的治疗后情况好转。

精液不液化与缺锌脱不了干系，可是单凭食物补锌也依旧是杯水车薪，所以还是要凭借药物补锌。不过日常生活中可以多吃含锌的食物，如牛、羊、鱼肉，豆腐、粗粮、花生、蘑菇、大蒜等。同时也可以多吃西红柿、西瓜及贝壳类海产品。

精子是“弱鸡”

弱精症，顾名思义，精子身体弱，活力低下。精子成熟后并非就独立自主了，还需要借助性腺分泌物的能量，维持其向前运动的能力。如果患有睾丸、附睾、性腺、附性腺等方面的疾病，都会不同程度地导致精子活力降低。精子没有活力，无力游动，懒懒散散，或是心有余而力不足，那卵子终其一生也等不来自己的那个精子。导致不育是其中一方面，一部分患者还会伴有形体瘦弱、面色萎黄、气短乏力等症状。

弱精症的主要原因如下：①首先还是在于生殖系统。如果有睾丸、附睾、输精管、前列腺、精囊等部位的感染，精子的运动能力就会大打折扣。不同的微生物对于精子的影响也不一样，如大肠杆菌是利用自身的受体直接与精子结合从而直接影响精子的运动能力，而支原体则是依附在精子的头、体、尾上，精子游动时阻力增加，由此影响精子的运动能力，还会增加精子穿透卵子的难度。这么说，大肠杆菌对精子是化学攻击，而支原体对精子则是物理攻击。②精液不液化也是限制精子运动的一个罪魁祸首，我们想想，是在水里游泳容易还是在胶冻里游泳容易？换位思考一下就能理解精子的痛楚。③免疫因素也是令精子变成“弱鸡”的一大原因。有一种抗体叫作“抗精子抗体”，是一种复杂的病理产物，机制也尚未被完全了解，但是男女都可能有这种抗体，如果这种抗体与精子相遇，就会影响精子的活力，也会影响到精子的穿透能力。④内分泌也是影响精子运动能力的一大因素，如果精浆中的雌二醇或是睾酮的含量过高就会限制精子的运动能力。

确诊弱精症需要到医院接受专业治疗，平时在家也可以吃一些食物辅助治疗或是采取一些预防措施。可以多吃一些巧克力、韭菜、果仁、大葱、大蒜等，鱼子酱也可以多吃一些；尽量少接触噪音大的环境，戒烟戒酒；自己也要有意识地主动学习一些生理知识；减少接触干洗剂等化学制剂，如果是从干洗店拿回来的衣服放两天再穿；最后，稍微禁欲，忌长期手淫。

精子不见了

无精症，可不是说没有精液可以射出，无精症是指射出的精液经离心沉淀后，显微镜下检查无精子的疾病，一般要求检查三次均无精子才能确诊。也就是说不是没有精液射出，而是射出的精液里根本没有精子。无精症一般没有其他症状，除了不育之外不会让患者出现其他不适。

无精症分为梗阻性无精和非梗阻性无精。前者是整个输精的管道堵塞住了，比如说，有些人是输精管先天缺失；还有些人是前列腺射精管堵塞，这类人是有精子的，但是不能输送出来，就如同做了结扎一样，当然不能让妻子怀孕。后者是生精细胞比较匮乏、生精功能障碍，或者有的是染色体存在问题。

非梗阻性无精治疗起来比较困难，过去是用睾丸穿刺的方法，通过睾丸穿刺或者附睾穿刺看看睾丸的生精功能到底怎么样，但是这个方法有损伤。现在可以用查抑制素 B 的方法来评价睾丸功能，某种意义上来说可以代替睾丸穿刺。如果抑制素 B 水平还行，睾丸穿刺还是有一定意义的，可以判断睾丸现在的生精功能到底如何，还可以同时取出精子，并通过辅助生殖技术来获得生育机会。如果抑制素 B 的水平非常非常低，说明没有生育的希望，这种情况就不要再去挨穿刺针之痛了。

另外，通过睾丸穿刺还可以确诊唯支持细胞综合征，这种病属于绝对不育。因为没有生精细胞，所以不可能获得生育的机会。如果是这种情况可通过精子库获得精子受孕。

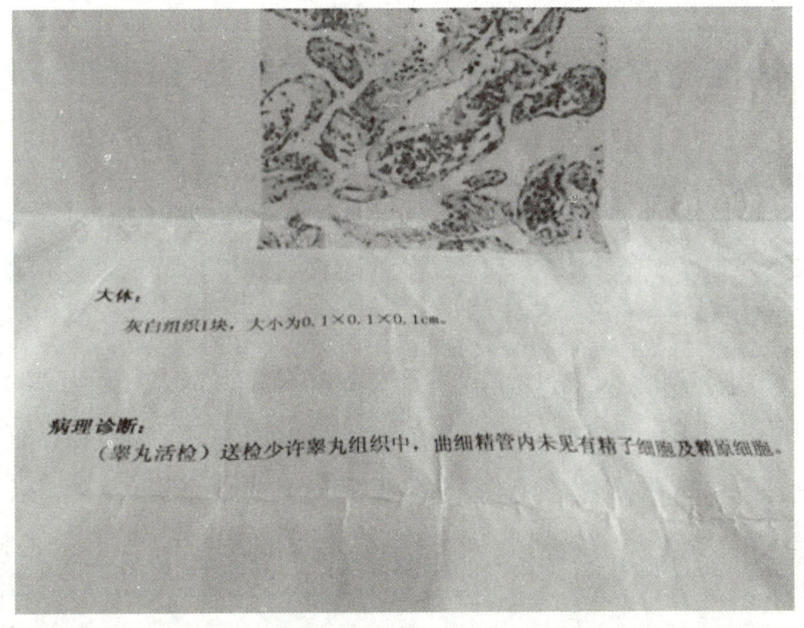

大体：

灰白组织1块，大小为0.1×0.1×0.1cm。

病理诊断：

（睾丸活检）送检少许睾丸组织中，曲细精管内未见有精子细胞及精原细胞。

无精症需要接受正规治疗，平时也可以吃一些食物保健，比如动物肝脏、海参、鱿鱼、山药、银杏等。前文讲过，体内缺锌会导致精子数量减少，性欲也会下降，所以无精症患者平时也要注意补锌，不仅是从食物中摄取，还要服用相应药物。

精子的事，不是小事。如果大家不确定自己的精子质量，可以去医院查一个精液分析，包括精液量、精子数量、精子运动性、精子形状等，需评估的其他因素还包括精液酸碱度、精液含糖量（这是为了不让你的精子饿死）及精液中的白细胞数量等。不过主要指标是前四个，如果真的关心自己的精子或者说是想了解自己的精子，就去做个精液分析吧。

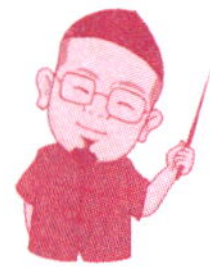

3. 最影响精子的生活方式要不得

上文说过精子比较娇贵，怕饿着，怕热着。精子的确需要好好照顾，毕竟它关乎人类的繁衍大计。所以女性爱护卵子，男士爱护精子，这都是常理，尤其是那些想要一个健康宝宝的家庭，更要关注。

蒸桑拿浴

桑拿浴应该是很多人都喜欢的放松方式，往那热气腾腾的屋里一坐，什么都不想，放空自己，让自己尽情流汗，一次桑拿出来，浑身轻松。的确，桑拿利用高温使皮肤血管扩张，大量出汗，改善血液循环，带走体内毒素，实在是一种不可多得的放松方式。不过，蒸桑拿，你是舒服了，你的精子可就欲哭无泪了。

精子是很怕热的，睾丸的温度本来就比人体体温低 2℃左右，而且睾丸可以自行调节温度。正如前文所述，睾丸在天气热的时候会下垂远离身体，在天气凉的时候会贴近身体，毕竟，睾丸就是生产精子的重要场所，睾丸知道精子喜欢什么。但是人类偏要和精子对着干，精子表示，就算我再有能耐，也不会在你蒸桑拿的高温下幸免。所以，如果不想伤害精子，如果还想让睾丸好好工作，就别让它们受热。

洗热水澡

每天上班加班总是很累，想去蒸桑拿、按摩又没有时间，还没有钱。那热水浴就是许多人选择的最为实惠的放松方式。躺在热气腾腾的浴缸里，双眼一闭，热水的热量使自己僵硬的肌肉慢慢舒展开，紧张了一天的精神也在此时松了下来，大脑中紧绷的弦也臣服在热水的温暖里，说不舒服是假的。

热水浴，偶尔为之就好，不要天天洗天天泡，热水浴就相当于低配版的桑拿，都是利用热量让人出汗，改善血液循环。可是精子怕热，所以，热水浴虽然舒服，但是不要贪多啊。

骑单车

骑单车的确可以改善体质，强健体魄，但是骑单车时阴部与自行车座摩擦，难免会使阴囊温度升高，虽然睾丸有自己的调节系统，但长期骑单车，阴囊温度经常性升高就会影响到精子的“生活”。看第一条，精子最怕什么？怕热啊。单车可以骑，但为了精子的健康，请适度。还有就是私家车的电加热坐垫，备孕阶段少用为宜。

跷二郎腿

跷二郎腿看起来特别帅，特别有男子气概，坐在办公室里跷着二郎腿的男性总会散发一种自信的气场，和校园里的青涩不同，和街头的痞里痞气不同，就是自信。可是，长时间跷二郎腿和长期骑自行车是一样的道理，这个动作会摩擦阴部，使阴囊温度升高。现在你明白为什么精子在暗地里骂你了吧？

穿紧身牛仔裤、紧身内裤

现在的男性还是很注重自己的身材的，为了好身材，拼命程度也不亚于女性，除了健身，选择合体的衣服也是必备技能之一。所以紧身牛仔裤成了一些男性的心头好，可是紧身的裤子本就不利于皮肤散热，更何况是牛仔裤。热量散发不出去，闷在裤子里，皮肤快憋死了，阴囊里也闹翻天了。

不仅是紧身裤，紧身内裤也不能穿，内衣选择适合自己尺寸的最好，何必为了突显自己的好身材故意选择小一点的呢？为了你自己一时的炫耀，要耗尽自己千千万万甚至上亿个子民，分明是得不偿失啊。

嗜烟嗜酒

烟酒是一对好兄弟，形影不离。虽然兄弟情可歌可泣，但却是精子最讨厌的。精子对烟中的毒素十分敏感，酒精也会引起精子的不适，遇上这哥俩中的其中一个就已经吃不消了，结果还遇上两个。男士们，还是把对烟酒的爱多分给精子一些吧，毕竟它们才是你的亲儿子。

纵欲过度

现在耽于美色的人太多了，男女都有。灯红酒绿、纸醉金迷的生活永远吸引着一批人，纵欲是他们的标签。也有人不去红灯区，但是家有美娇妻，依旧夜夜笙歌，好不快活！纵欲，是精子的大忌。

精子不是不停产生的，射精一次，最起码得 5~7 天后才能再次达到成熟和应有的数量，至于这期间射出的精液，精子数量和质量肯定堪忧啊。而那些没日没夜沉迷酒色的人，精子的质量和数量如何，想必各位也已经了然于心了。

提升自己的精子质量及数量，从有节制的性爱做起。

肥胖

现如今也是吃货当道了，这整个天下到处可见吃货，但是也要当个健康的吃货，尤其是男士。女性太过注重自己的形象，肥胖这种事几乎不会有女性甘愿让其发生在自己身上，但是男性就不一样了。调查显示，男性要比女性更容易接受自己发福的事实。女性发福的反应是：“啊！胖了！赶紧减肥！”男士大多是：“啊，胖了，今天吃什么呢？”

微胖是没关系的，可肥胖会带来很多健康隐患，精子也是受害者。肥胖的男性睾丸和生殖器的发育会受影响，精子的活力也会大打折扣，所以，发现自己肥胖的男士不要心安理得地接受这个事实，管住嘴，迈开腿，Let’s go！

熬夜上网

熬夜是年轻人的标配，养生是老年人的标签。你，熬夜了吗？

熬夜会导致内分泌紊乱，生物钟颠倒，让你陷入一种“白天睡不醒，晚上睡不着”的状态。黑眼圈、眼袋、脱发等问题接踵而至，你以为这就完了？还差得远。女性的月经会受影响，男性的精子也会倒霉。内分泌紊乱是精子的天敌，会使精子的活力下降，数量减少。

夜猫子如此，上网的夜猫子问题更严重了。有谁敢说自己熬夜不是被手机、电脑蛊惑了？别忘了，这两种“毒品”都是电子产品，有辐射的。不论是整天上网还是因为工作原因不得不对着电脑和手机，都会对睾丸产生难以估量的影响，睾丸不好过，精子还能好吗？

拒绝熬夜，拒绝“精神毒品”，爱护精子，从你放下手中的手机做起。

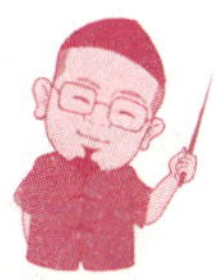

4. 有前列腺炎能不能要孩子

前列腺是男性特有的性腺器官，像栗子一样，底朝上，尖朝下。它把守尿道上口，所以，如果前列腺出了问题，那首先受影响的就是排尿。前列腺炎是男性泌尿生殖系统的常见病，但不能因为它常见就轻视它。

你可能经常会听见这样的广告语，“尿频、尿急、尿不尽”，这是前列腺炎的一部分症状；会阴部疼痛，排尿时疼痛也是前列腺炎引起的。前列腺炎主要分为急、慢性细菌性前列腺炎，慢性非细菌性前列腺炎/慢性骨盆疼痛综合征及无症状性前列腺炎四类。

急性细菌性前列腺炎发病急骤，伴有寒战、高热及以上广告语描述的症状，多数患者还会并发膀胱炎，但是急性细菌性前列腺炎预后较好，大多都能痊愈，只有少数患者会转变为慢性细菌性前列腺炎。

慢性细菌性前列腺炎的症状与急性细菌性前列腺炎的症状有部分重合，都有“广告语”症状，但是发病没有那么突然，也不会有寒战、高热出现，但是在排尿后会有白色分泌物流出尿道口，尿道也经常会有灼热感或不适感。毕竟是炎症，会阴部疼痛也会出现，部分患者还会出现血精及性功能障碍。

慢性非细菌性前列腺炎的症状与慢性细菌性前列腺炎的症状类似，名字里也就差了一个字，不过非细菌性前列腺炎的患者不会像细菌性前列腺炎患者那样有反复尿路感染史，主要症状是排尿困难，尿道刺激征，虽然不会像慢性细菌性前列腺炎那样有血精或白色分泌物，但是却有令医生和患者最头疼的症状——慢性骨盆疼痛综合征。具体临床表现为腰骶部、会阴部、小腹疼痛或不适及睾丸疼痛不适等症状，但与前列腺又无明显的直接关系。这也是让医生最为不解，也是让病人很痛苦的症状。

了解了前列腺炎，接下来了解一下它是否会影响患者要孩子。

我们应该都很清楚，前列腺炎不是遗传病，它和基因、染色体没有半点关系，而主要与细菌、真菌及寄生虫感染有关，化学制剂、免疫和生活方式都是可能导致前列腺炎的因素，由此可见，前列腺炎是不可能遗传的，所以根本不用担心会殃及自己的孩子。

不过，有一种极为特殊的情况。如果前列腺炎太严重，导致前列腺腺体分泌不足，酶分泌过少，这会引起精液不液化。精液不达标，则会导致不育。但前文已经提到，这是极为特殊的情况，很少有患者会落到如此地步，所以大家尽管放心，积极治疗前列腺炎，和另一半放心造孩子，不会影响到你的下一代。

前列腺炎的男士可以常吃泥鳅炖豆腐。准备泥鳅 500 克，鲜豆腐 250 克，盐、姜、味精各适量。先将泥鳅去内脏洗净，然后放入炖盅内，加入食盐、生姜、清水适量。大火烧开后换成小火清炖至五成熟。最后加入豆腐块，再用文火炖至泥鳅肉熟烂，加入调味料就可以食用了，美味可口，可以常食。

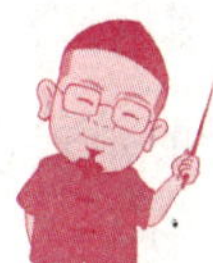

5. 精索静脉曲张是什么？要不要做手术

精索静脉曲张，是一种血管病变，指精索内蔓状静脉丛的异常扩张、伸长和迂曲，可导致疼痛不适及进行性睾丸功能减退，是男性不育的常见原因之一。精索静脉曲张患者经常会因为感觉不到症状而错过最佳治疗时间，致使部分患者的生精能力受损。部分患者站立时阴囊会有肿胀感、坠胀感及疼痛感，坠痛、隐痛、胀痛、钝痛都会出现。痛感会放射至下腹部、腹股沟或后腰部。久站、久行、久劳后症状加重，需平躺休息方可缓解，或者消失。

精索静脉曲张分为原发性和继发性两种，原发性精索静脉曲张在左侧更为常见，主要原因有静脉血管内压力的增加，肠系膜上动脉和主动脉压迫左肾静脉导致左精索内静脉回流甚至反流（这种现象被称为"胡桃夹"现象）及精索静脉周围结缔组织的薄弱三种。右侧的发病率明显低于左侧，除以上原因外，也与左侧常发生静脉瓣阙如有关。

继发性精索静脉曲张常由其他疾病引起，如腹腔内肿瘤、肾脏肿瘤、盆腔肿瘤、异位血管压迫上行的精索静脉、左肾静脉肿瘤及腔静脉瘤栓堵塞等。

知己知彼，百战不殆。了解了"敌情"，我们也可以制定对策了。

一般情况下，精索静脉曲张是不需要手术的，可以用药物治疗、饮食调节、改善生活方式等攻打"敌军"，如此，可以做到兵不血刃地赢得这场战争。

七叶皂苷和黄酮类都是针对静脉曲张的药物，但是具体用哪个药还是需要医生判定，自己不能随便买药，有些还是处方药，没有医生的处方是买不了的。有些患者会有疼痛感，这时可以选用布洛芬等非甾体类抗炎药，这种药可以有效缓解疼痛。如果精索静脉曲张影响到生殖需求，则需加入促进精子发生、改善精液质量的药物。

在饮食上，精索静脉曲张患者可以有意识地多吃一些植物油，如玉米油、花生油等，蔬菜尽量选择吃绿叶蔬菜。但是没有“鲜花”的绿叶是不完美的，在选择绿叶蔬菜的同时在自己的食谱中加入西红柿和瘦肉、蛋、奶类也是不错的选择。肉食主义者是不是有些不开心？除了瘦肉，动物肝脏也可以适当多吃。

生活方式是老生常谈，烟酒是禁忌，刺激性的食物也是大忌，辣椒也不能吃得太多，适量就好。毕竟，良好的生活习惯才是健康的保障。

没有人喜欢手术，医生也不喜欢。精索静脉曲张患者虽然可以通过保守治疗改善症状甚至痊愈，但还是有需要手术的情况。各位朋友不用害怕，手术联合药物治疗的效果是明显优于单纯手术治疗的。那么，需要手术的情况有哪些？

并不是所有症状轻微的患者都可以采用保守治疗，原发性精索静脉曲张伴有不育或精液异常者，不论症状轻重均为手术治疗指征，这里的重点是“不论症状轻重”。所以，各位朋友不要讳疾忌医，也不要因为害怕手术就拒绝手术。这个病的要点是：睾丸缺血缺氧，生产的精子不合格。手术指征有两个，一是小腹坠胀疼痛，二是明确是由精索静脉曲张引发的精子问题。之前我在外科工作时做过此类手术，分三种类型：一是阴囊局部结扎精索静脉，二是腹股沟位置手术，三是反麦氏切口高位结扎，其中第三种效果最好。还有一种是腹腔镜手术，这个完全没有必要。但是手术是结扎精索静脉，让血液从侧支循环通过，对于消除阴囊团块、消除坠痛有效，对于改善精子很多无效。所以说通过中医治疗，行气活血、补肾生精，也可以正常受孕，少挨一刀之苦。

在门诊上，我常常推荐精索静脉曲张的人用以下两个药膳方：

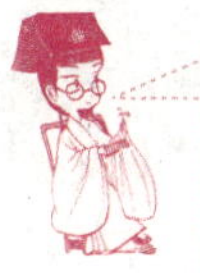

①升麻芝麻茴香煲猪大肠：升麻 10 克，黑芝麻 60 克，小茴香 10 克，猪大肠一段（约 30 厘米，洗净）。将上三药置于猪大肠内，两头扎紧，加清水适量煮熟，去小茴香、升麻及芝麻，调味后饮汤、吃猪大肠。有便秘者，可连黑芝麻一起食用。

②黄芪桃仁小茴香煲墨鱼：黄芪 20 克，桃仁 10 克，小茴香 6 克，墨鱼 1 条（约 250 克，洗净切块，连骨），加水煲汤，调味饮汤食墨鱼。

精索静脉曲张跟气血瘀滞有关，上面两个方子有补气活血、通经活络的作用，对这种病有一定的改善作用，有些男性症状比较轻的，通过食疗亦可达到痊愈。

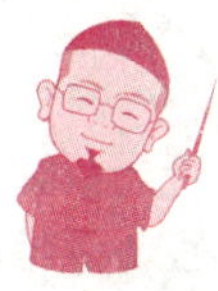

6. 这两年发现一种新疾病——睾丸微石症

新型疾病——睾丸微石症，有多新呢？病因不明，诊断简单，临床症状也不明显，一般不会给病人带来很大痛苦，简直是疾病中的佛系少年啊，这到底是个什么病呢？

睾丸微石症，是以睾丸精曲小管内弥散分布的直径小于 3 毫米的众多钙化灶为主要特征的综合征。简单来说，就是睾丸里有很多超迷你小石头。这种疾病非常少见且一般多为良性，也不会有明显的临床表现，很多都是因为其他疾病做超声检查时偶然发现的。能达到这种程度，称得上是“与世无争”了。

这位“佛系少年”一般会与其他“大哥”——良恶性生殖系统疾病并存，病因也不明确，目前猜测是与上皮细胞脱落到精曲小管内有关。没有特别明显的症状，睾丸偏硬算是其中之一，在青春期的时候，睾丸偏小也是症状之一，但它并不会带来疼痛感。至于治疗……答案是不用治疗，只需要定期检查其他“大哥”，别让它们闹出什么乱子就好。如果这位“佛系少年”跟着一位非常凶狠的“大哥”的话，那患者预后往往不良。

最后，平时注意锻炼，劳逸结合，合理饮食，尽量做到营养均衡，定期检查，便于及时发现其他隐藏疾病。至此，这位“佛系少年”的生平就结束了，希望将来这位“佛系少年”可以被我们更多地了解。

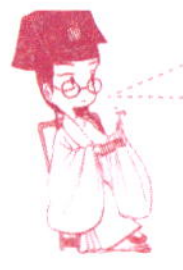

苏大夫治疗过一些精子质量不佳，同时患有睾丸微石症的患者，用补肾生精及活血化瘀的方法获得了很好的效果。

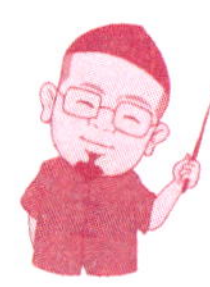

7. 精子过多也是麻烦事儿

大家都知道，精子太少容易引起不育，所以认为精子多多益善。但是，精子过多也是非常令人头疼的事。目前，精子过多并没有固定的标准，其定义仍有争议，但有一说法为：精子过多症Ⅰ级，精子密度为（120~200）$\times 10^6$/mL，Ⅱ级为（200~250）$\times 10^6$/mL，Ⅲ级超过 250 $\times 10^6$/mL。精子过多不仅令人头疼，还令精子“头疼”。对于这一点，从类比角度来说，中国人大概深有体会吧。

下图患者精子密度为 482.35 $\times 10^6$/mL，可诊断为精子过多症Ⅲ级。

姓　名：　　性别：男　　出生日期：1989-05-31　年龄：28岁　条码号：4421358997　样本号：6
送检科室：泌外门诊　　床号：　　初步诊断：一般性医学检查　　仪　器：精子质量检测系统(WJ-9000)
标本类别：精液　　标本备注：　　标本状态：合格
检查目的：精液分析

项目名称	提示	结果	单位	参考区间	项目名称	提示	结果	单位	参考区间
1 采精方式		手淫			20 a级精子密度		100.38	10^6/mL	
2 禁欲天数		20			21 b级精子密度		96.13	10^6/mL	
3 颜色		淡黄			22 c级精子密度		88.19	10^6/mL	
4 气味		腥			23 d级精子密度		197.65	10^6/mL	
5 温度		37	℃		24 精子活动率		59.02	%	58 - 100
6 精液量		3.0	mL	>=1.5	25 精子密度		482.35	10^6/mL	>=15
7 液化时间		30	min	0 - 60	26 精子计数		1701	10^6/次	>=39
8 液化状态		完全液化			27 镜检白细胞		1-3	/HP	0 - 5
9 粘稠度		适中			28 镜检红细胞		未见	/HP	0 - 5
10 酸碱度(Ph)		7.4		>=7.2	29 摆动性WOB		73.0	%	9.0 - 100
11 a级精子数		354.00	10^6/mL		30 鞭打频率BCF		6.1	Hz	
12 b级精子数		339.00	10^6/mL		31 侧摆幅度ALH		2.49	μm	
13 c级精子数		311.00	10^6/mL		32 平均路径速度VAP		25.43	μm/s	
14 d级精子数		697.0	10^6/mL		33 平均移动角度MAD		50.0	°	11.8 - 360
15 a级精子率	↓	20.81	%	>=32	34 前向性STR		84.3	%	25.6 - 100
16 b级精子率		19.93	%		35 曲线速度VCL		33.6	μm/s	
17 c级精子率		18.28	%		36 直线速度VSL		22.8	μm/s	
18 d级精子率		40.98	%		37 直线性LIN		63.4	%	23.7 - 100
19 a+b级精子率		40.74	%	>=40					

好挤啊，真的太挤了

中国人多，这是全世界都知道的事实，十几亿人口，拥挤得很。如果在节假日想要出去旅游，体验过的人都知道，那简直是噩梦，没有景色可以看，目之所及全都是黑压压的人头……一眼望不到头的人头……节假日的旅行就这样变成了“观赏人头之旅”。人一多，走得就慢，游客们就像一条巨大的笨重虫子在陆地上龟速前行，很多景区都因此而限制客流量了。人类只要想起这些，自然会明白精子的痛楚了。

精子太多就太拥挤，通道只有一个，大家争破头去抢，亿万精子一起游动，必定会造成“交通堵塞”，精子游不动，没办法到达卵子与之会和，生命也就不会诞生。

人多饭少，饿死了

精液是由精子和精浆组成的，精浆里含有果糖和蛋白质，是精子的营养来源，一次射精，精浆就那么多，营养也有限，但是精子却比平时多了几千万甚至几个亿，僧多粥少的后果就是大家都得不到足够的营养，集体饿死。

精子过多症患者的精液在显微镜下能被清晰地观察到，大批精子一同游动，刚开始还颇为壮观，但是没多久就基本处于静止状态了。精子太多，精浆提供的营养有限，大家都要吃饭，都需要能量支持自己的游动，所以营养很快就被消耗殆尽。没有了“食物”，饿死只是时间的问题。

精子很听话，但是……

还有一种情况，精子的数量并没有增加，但是，精液浓缩了！因为生殖腺的炎症导致生殖腺分泌液减少，这种情况下，相对来说精子还是多了，依旧逃脱不了游不动、吃不饱的命运。

精子个个是“人才”

以上论述的情况大多是精子太多，营养太少，但是也有一种特殊情况，精子多是一方面，还个个都是“人才”，每一个都神勇无比，勇往直前，活力强盛，这些“骁勇健将”们突破重重难关，一起遇见了卵子，“只有一个精子能入卵”的规则完全不被它们放在眼里，它们有的是力气，结果造成“多精入卵”现象，严重影响了卵子的正常受精过程，反而导致不育。

为什么会有这种病

精子过多症的发生概率很小，放眼世界，也没有多少案例出现，据国外报道，此症约占男科疾病的 0.2%。目前病因不明，推测是与内分泌有关，一些激素水平太高，生产精子的细胞过于活跃，导致精子过多；睾丸炎症也会导致生精异常。

这么奇怪的病能治吗

答案是可以的。西医可采用的手段不多，如果是因为精子过多导致的不育，大多会采用中西医结合的方法，或采用稀释精液，抑或是从精液中挑选质量好的精子进行人工授精来治疗不育。

中医认为，精子过多属于“太过”之症，可是精子太多反而导致精子活力低下，又属于“不足”之症。“不足”是为虚证，虚证又分阴阳，一般以肾阳虚多见；“太过”则是实证，实证情况较多，有湿阻、血瘀、湿热等情况，所以辨证需仔细，对证下药是关键。病人自己不要随便给自己下结论，也不要在网上或书上找方子试，可能会使病情出现变化。

病人日常生活中应均衡营养，调整饮食，忌烟酒、肥甘厚味、辛辣刺激；性生活不可过频，房事节制，坚持锻炼，遵从医嘱。

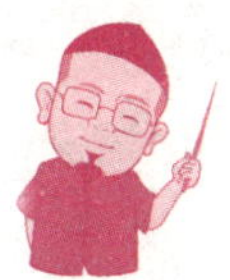

8. 男士“壮阳”的妙招

给大家唠一唠“伟哥”的故事。伟哥学名“西地那非”，研发最初是用来治疗心血管疾病的药物，后来进入人体试验阶段时，科学家发现这个药物对于心血管疾病的疗效不尽人意，打算回收这种药，结果等到收回药物的时候，男志愿者们却不愿意交出自己手中的药物，细问之下发现，这种药虽然对心血管疾病的疗效不好，但是却可以帮助男士阴茎的勃起，上了年纪的男志愿者因为这种药，夫妻生活和谐了，争吵也少了。研发者敏锐地嗅到了它的商机，于是给这个药换了一身蓝色的“新衣服”，成为治疗男性勃起功能障碍的药物。

有一点需要提醒，女性阴道正常情况下只有 5~7 厘米，达到充分性唤起时，女性阴道会延伸至 10 厘米，所以男士不用有太大的压力。不过，如何提高男士的性能力呢?

性功能是人类进行性活动的本能，是生育、繁衍后代的基础。男女性功能既有相同之处又有不同之点，男性性功能正常是男性进行性活动的保证，如果性功能出现障碍就是性疾病。一些有性疾病的男士自然需要进行治疗找回昔日的自己，正常男士也可以通过一些行为增强性功能。

第一，就是要运动锻炼。适当的运动不仅可以保持身体健康，还可以让男人更强悍，让另一半更满意。但是运动也有禁忌，如果是长久不运动或是偶尔运动的人，千万记得循序渐进，不可一次性运动过猛，还有一些健身房推出的类似于“30 天魔鬼训练”之类的活动，谨慎参加，因为可能会引起一种叫作“横纹肌溶解症”的疾病，粗暴点说就是肌肉自己溶解了。症状有小便呈酱油色、肌肉痛、肿胀、无力等，不及时治疗会伴发多脏器功能障碍，最为常见的是急性肾衰竭，极易危及生命。有一位健身房常客，曾经参加过健身房的“魔鬼训练”，那天晚上他超额完成任务，但是却感觉非常难受，他发觉自己的胳膊肿成了水桶，但是却像果冻一样绵软，连打开冰箱门的力气都没有。这位先生当机立断去了医院，被诊断为“横纹肌溶解症”，还好来得及时，没有发展到危及生命的地步，但这也够那位健身房常客喝一壶了。切记，运动要循序渐进，不可急功近利，欲速则不达。

第二，可以锻炼盆底肌肉群，尤其是耻骨和尾骨的肌肉，增加这些部位的肌肉强度，可有效提高性功能，锻炼耻骨尾骨肌的方法有两种：一是提肛运动，坐位时，可交替舒张收缩肛门括约肌，一分钟 30 次左右，痔疮患者也应经常性地做提肛运动。对于痔疮的恢复有一定的帮助。二是中断排尿法，想象你在排尿，有意识地中断排尿。因为耻骨尾骨肌的收缩会使排尿中断，所以这也是锻炼耻骨尾骨肌的方法，真正排尿时也可以用这个方法，早泄者也可以采用此方法锻炼。做中断排尿时，先收缩 3 秒，再放松 3 秒，这是一次，每组做 10 次，根据自己的时间，一天之内做 30 组，若有时间多做几组也可以。如果肌肉得到锻炼，可以将时间适当延长至 5 秒或 10 秒。锻炼耻骨尾骨肌，关键还是持之以恒，不可三天打鱼两天晒网，否则效果不明显，甚至没有效。

第三，可以吃壮阳的食物。说起壮阳的食物，大家最先想起来的应该是韭菜。韭菜，又称起阳草，是一味传统中药，除了能促进食欲、杀菌之外，还有补肾助阳、固精止遗、温暖腰膝等作用。同时，韭菜里还含有胡萝卜素、钙、磷、铁、维生素 C 等，营养丰富，其含有较多膳食纤维，也可有效改善便秘。可以用核桃仁 30 克（去皮），先以芝麻油炒微黄，放入适量食盐，后入韭菜 12 克，炒熟食用。除了韭菜，枸杞子的呼声也很高，有滋养肝肾、益精明目的功效。所以，常喝枸杞子茶也是不错的选择。除了这两种食物，虾、牡蛎、羊肾、荔枝、紫菜等都可以多吃，对提高性功能有一定的帮助。

第四是有节制的性生活，纵欲过度不可取，还要保证充足的睡眠和休息，尽量不熬夜，保证身体健康，作息规律。任何事情都以健康的身体为前提，如果没有好的身体素质，吃再多壮阳的食物、服用再多壮阳药都没用。

如果男方有勃起障碍，必须就医，这个靠运动和进食是改善不了的，尽早治疗，尽早康复。

最后，祝夫妻生活愉快。

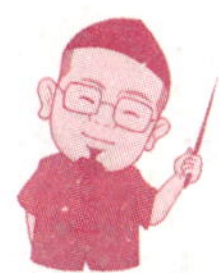

9. 人类精子库的故事

因为要孩子的缘故，很多男士避免不了精液检查，还有些男士愿意去捐精，也避免不了相关检查。

根据北京人类精子库的规定，想要捐精，必须同时满足以下 6 个条件：①中国公民，有二代身份证原件；②年龄 20~45 周岁；③近期在北京（因为是北京精子库的规定啊）；④身高在 165 厘米以上（对于矮个子男生不太友好，因为捐精是造福其他家庭的，没有家庭愿意在有选择的情况下选择矮个子基因）；⑤无色弱、乙肝等遗传疾病和传染病；⑥确保自己是男性（米勒管永存综合征，了解一下）。其他地区对于学历也有要求，上海要求最高，必须大专以上才可以捐精。如果没有学历，连自己的精子都被“歧视”了。这也在情理之中，哪个家庭不想要一个健康聪明的宝宝呢?

捐精虽然叫“捐”精，但是会得到现金补贴，据《北京人类精子库捐精补助条例》所言，每毫升精液会补贴 150 元，如果捐精达到 20 毫升，就能得到 3000 元。如果你的精子后续检验全部合格，就可以再得到 2000 元，共计 5000 元补贴。但是，一个人一生只能捐精一次。如果你符合上述条例，那就可以签订自愿捐献说明书，进入下一个流程。

在那里，工作人员会记录你的身高、体重、外貌、肤色、气质及兴趣爱好等，这是给日后的受捐者看的，方便他们挑选自己喜欢的精子。下一个环节是体检，包括了所有男科体检，还会检查血液、心电图及传染病等。

过了体检大关，接下来进入取精室取精就可以了。一般来讲，只有

20%~25% 的人能成为真正的、正式的捐精者。成为正式的捐精者后每周都要去一趟精子库捐精，达到 20 毫升就可以了，一次献完是不可能的，更何况两次取精时间至少要间隔 72 小时以上，否则精子的数量和活力都会受影响。

还有最后一步，半年后必须去进行一次 HIV 监测，以防上次在精子库体检时处于 HIV 窗口期（从艾滋病病毒进入人体到血液中产生足够量的、能用检测方法查出艾滋病病毒抗体之间的这段时期，称为窗口期），这最后一步没有问题的话，到此，捐精之旅才真正结束。

一般咱们说的取精液不是捐精，而是如何应对实验室检查。要点如下：①禁欲 3~7 天，太久太短时间均不准确。②自慰方法取精液，不能收集避孕套内的精液。③全部收集，和查尿不同，查尿只需要一部分尿液，精液需要全部收集。④注意保温，室温最宜。⑤一般在医院内取，及时送检。也可以在家取好，保温，一小时内送到医院。

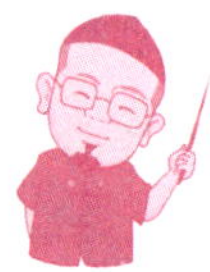

10. 早泄影响怀孕吗

早泄，是指阴茎插入阴道后，在女性尚未达到性高潮，而男性的性交时间短于 2 分钟，提早射精而出现的性交不和谐障碍，一般 30% 的男性均有此情况。不过早泄的定义还是有争议，不同的医生会给出不同的答案，有患者还未进行正式的性交就“缴械投降”了，有的人在进入后一分钟不到就软了，还有人连 30 秒都撑不住，还有的医生会以次数为判断依据，认为进入后抽插不到 15 下就射精是早泄……这么多说法，到底哪个是正确的定义呢？其实不必纠结定义的准确，因为男性射精快、时间短是从远古就流传下来的，是刻在我们骨子里的印记。

在远古时期的环境并不像现在这么舒适安全，处处都是杀机。当时繁衍是重任，养育后代，不让自己一族走向灭绝才是头等大事。所以，繁衍非常重要。但那个时期处处危机，一不留神就丢了性命，如何完成繁衍大任？只有快速完成性交，快速射精，才能保证自己一族的繁衍。快，是那个时期性交的唯一准则，足够快，意味着足够安全。那个时期，哪有什么“享受性爱”一说，只要能把精子射进女人体内，就不怕自己后继无人。不只是人类如此，自然界其他生物也大多如此。所以，如今还有一些医生是这么认为的——只要是健康壮年男性，能在性交 2~6 分钟时完成射精，就不能算是早泄，哪怕是更短也行。

男性看到这里可能会长舒一口气，但是请不要忽略你伴侣身上的“杀气”。性生活不和谐是如今小夫妻的常见问题，男方往往没办法坚持到女方高潮，爽了自己，却忽略了女伴，长此以往，男方就等着被分手或被离婚吧。不过这种问题几乎每对伴侣都会有，主要原因还是默契不够，我们必须清楚地认识到，两个人在一起，不仅需要精神上的磨合，还需要肉体的磨合。所以，只要伴侣双方互相沟通，多了解对方，多探寻对方的身体，再加上不断丰富的性经验，双方默契度不断提高，性交时间就会显著延长，甚至可达半个小时以上。

早泄分为原发性早泄、继发性早泄和境遇性早泄，原发性早泄是指第一次就早泄，持续至今；继发性早泄是指原来性交时间正常，但后来发现不行了；境遇性早泄则是指在不同的环境下有不同的情况，有时候很快就“缴械投降”，但在另一种情况下反倒“金枪不倒”，这和心态有很大关系。

为什么会早泄呢？它的病因还没有确定，目前认为此病病因不外乎心理因素和器质性病变两种，治疗方法是从心理、行为、锻炼、药物、手术治疗入手。

心理治疗可以夫妻双方一起参与，收集双方病史，系统地进行性教育，让双方心理上对性行为有正确的认知。行为锻炼可采用前面提及的中断排尿法，也可采用提高刺激阈的方法。1956 年，詹姆斯·瑟曼斯提出一种治疗早泄的方法，可由女伴抚摸阴茎及龟头，直到快要射精时，停止刺激，等到射精感消失后，再进行刺激。如此反复进行，患者可感受到大量刺激但仍能保证不射精，最后可以达到即使中间不停止刺激也可以保证射精时间延长的效果。如果没有女伴，自己刺激也可以，自己来能更好地把握时机。药物可以口服或局部涂抹，手术不建议采用，目前治疗早泄的手术名叫阴茎背神经切断术，但此手术安全性有待商榷，并且国外仍处于试验阶段，所以不要轻易做手术。

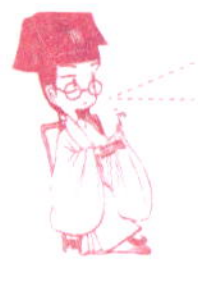

早泄的男士还可以常吃栗子炒鸡块。取栗子 250 克，小公鸡 1 只，调味品适量。将小公鸡洗干净，切块，栗子去壳。锅中放适量素油烧热后，下葱姜爆香，而后下小公鸡、栗子爆炒、调味，鸡块熟后即可食用。这个方子有温肾补阳的作用，适用于男性早泄等性功能障碍。

早泄的概念、分类、原因和治疗都介绍得差不多了，那早泄影响怀孕吗？其实不影响，因为早泄是射精时间短，射精太快，但是和精子质量、数目没有关系，但是像那种还没进去就射了的患者，得积极治疗，把精子送入女方体内都做不到，那么怀孕就更是天方夜谭了。

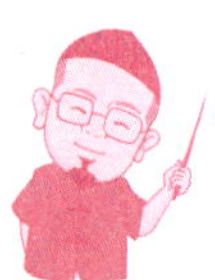

11. 精子 DFI 是什么意思

精子 DFI 是指精子碎片率，如果碎片率过高就容易流产，人称“流产男”，真是个无情的讽刺。DFI 数值越大，表明精子 DNA 碎片越多。而精子质量的有效判断标准之一就是精子 DFI，只要其数值超过 10%，就可能导致精卵融合障碍和流产。这是精子畸形的一种，得寻求专业医师的帮助。

说到精子 DFI，我们可以拓展延伸，了解一下什么是精子 DNA 碎片化检测。

精子 DNA 碎片化检测是一个关于精液质量的检测过程，其反映了精子携带的遗传物质的完整性，若是不完整，就会造成反复流产或不孕不育。目前认为，新的评价精液质量和预测生育能力的指标就是精子 DNA 碎片化程度，其程度越高，精液质量越差，反之，则表明精液质量越好。由于不孕不育呈逐年增加的态势。并且随着环境污染的加重，人们精神压力的增加，不孕不育只会增不会减，所以进行此检测是非常有必要的。

精子 DNA 的完整性是判断精液质量的有效标准，它不仅影响着精卵结合，还对胎儿发育及遗传病有着深远影响，一步错，步步错。所以，如果女性经常流产、胎停育，可以带着丈夫一起到医院检查；如果男方不是无精症患者，很努力却怀不上孩子，也要进行精子 DNA 碎片化检测；如果有怀孕意愿，但想更安全，想优生优育，也可以进行此检查。

希望大家都能拥有美丽可爱又健康的宝宝。

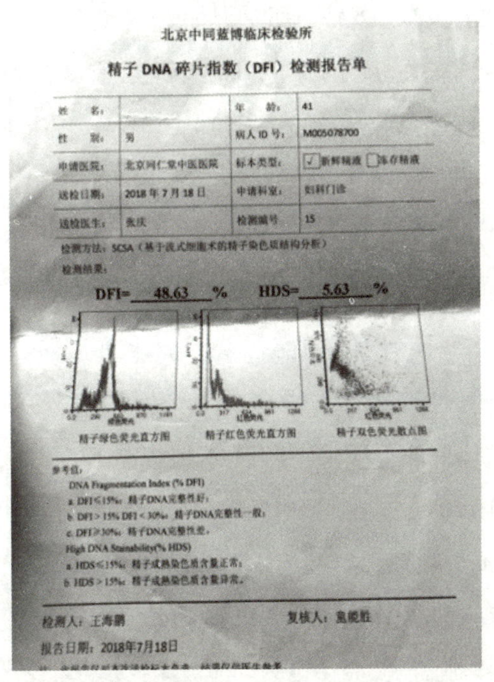

北京中同蓝博临床检验所

精子 DNA 碎片指数（DFI）检测报告单

姓　名：		年　龄：	41
性　别：	男	病人 ID 号：	M005078700
申请医院：	北京同仁堂中医医院	标本类型：	☑新鲜精液 ☐冻存精液
送检日期：	2018 年 7 月 18 日	申请科室：	妇科门诊
送检医生：	张庆	检测编号	15

检测方法：SCSA（基于流式细胞术的精子染色质结构分析）

检测结果：

DFI= 48.63 %　　HDS= 5.63 %

参考值：

DNA Fragmentation Index (% DFI)

a. DFI≤15%：精子DNA完整性好；

b. DFI > 15% DFI < 30%：精子DNA完整性一般；

c. DFI≥30%：精子DNA完整性差。

High DNA Stainability(% HDS)

a. HDS≤15%：精子成熟染色质含量正常；

b. HDS > 15%：精子成熟染色质含量异常。

检测人：王海鹏　　　　复核人：[illegible]

报告日期：2018年7月18日

图为某患者 DFI 增高检测报告，备孕二胎受阻，爱人胎停育。

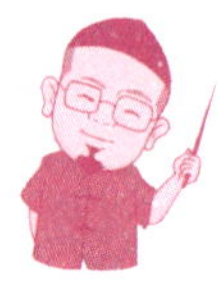

12. 隐睾怎么办

有次看网剧《神探夏洛克》，华生原是士兵，战争归来想成为一名医生，也的确如愿以偿。在某一集中，华生坐在自己的办公室里，一个女医生打开门探头对他说了一句："隐睾症。"华生点点头。镜头一转，办公室里，华生站在一个高大的男人面前，手放在男人下面，说道："咳嗽一下。"

不知道大家对这个场景有没有印象，不过，我们就以这个片段引出今天的主角——隐睾症。

隐睾症，是指一侧或双侧睾丸未能按照正常发育过程从腰部腹膜后下降至同侧阴囊内，又称睾丸下降不全，是最常见的先天性男性生殖系统疾病之一。如果隐睾症患者没有并发症，那症状也仅表现为患侧阴囊瘪平、空虚，没有其他不适；如果有睾丸扭转的情况，则扭转处会有疼痛性肿块出现。需要特别提醒的是，隐睾症还会引起癌变和影响生育。

隐睾症又是一个神秘的存在，其病因不明，猜测与内分泌和遗传有关，但不会完全遗传到自己的儿孙，只是与遗传有一定关系，而非必定关系。此外，睾丸本身发育缺陷也是部分因素。有一些病例表明睾丸扭转后切断了自己的营养来源，导致睾丸萎缩，或是睾丸与附睾分离、附睾阙如等，都是引发隐睾症的原因。需要特别注意的是，因为隐睾会导致生殖细胞发育障碍，所以隐睾症往往伴有生育能力下降或不育，除了并发腹股沟斜疝与睾丸扭转外还会并发睾丸恶变。所以若确诊此症，要抓紧时间进行治疗。

治疗上一般采取激素治疗及手术治疗两种。激素采用人绒毛膜促性腺激素、促黄体素释放素或两者联合应用。人绒毛膜促性腺激素有类似于黄体生成素的作用，可刺激胎儿分泌睾酮，促进性腺发育；黄体生成素可刺激睾丸间质细胞发育并促进其分泌睾酮，所以黄体生成素又被称为间质细胞促进素。手术治疗主要采用睾丸固定术，在确诊 6 个月后或是接受激素治疗无效后，必须接受手术治疗，手术会在腹股沟部做一斜行切口，将睾丸在肉膜囊外固定；精索血管太短也可经过手术治疗使之恢复原有长度，不过恢复精索血管需要经过两次手术，多受一次罪，但是考虑到睾丸恢复，还是忍一忍吧。

如果隐睾症患者无法触及睾丸，那么就需要做腹腔镜及腹内探查，搞清楚确切情况后，再做进一步打算。隐睾症的预后情况不明，但患者仍需保证营养均衡，作息规律，情志舒畅，以便身体机能恢复及睾丸的恢复。希望广大男性朋友都能做一个“丸”美的绅士。如果有的男士是一侧隐睾，可以在完成生育后再手术治疗。当然，家长在孩子小的时候要注意观察孩子阴囊，隐睾症越早治疗影响越小。

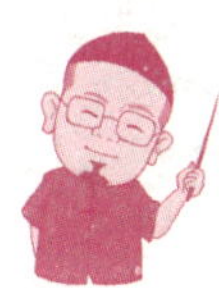

13. 排卵期却阳痿，怎么办

想要中奖率高一些，除了女方的卵子有勇气迈出“闺房”的门槛，男方的精子给力也是一大重要因素。该硬的时候不能硬，这可怎么办?

阳痿，是勃起功能障碍的俗称、旧称。不过现在改了名字也好，阳痿是个贬义词，好像得了这个病的男性会永远站不起来一样。勃起功能障碍常简写为 ED，分为器质性、心理性和混合性三类。

器质性勃起功能障碍

器质性勃起功能障碍包含许多因素，如年龄增大、高血压、糖尿病、肝肾疾病等。由于器质性勃起功能障碍所涉及的因素较多，下面我们就来总结一下。

①年龄：人们抗拒不了时间的侵蚀，年龄增加带来的影响是人力不可违抗的，虽然现在有很多“年轻的”中老年人，但是细胞的分裂、繁殖总会有

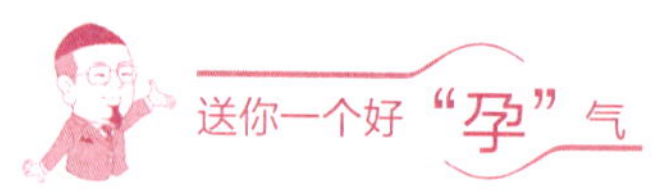

尽头，正常细胞不会像肿瘤细胞那样无止境地繁殖。阴茎白膜和海绵体的结构会随着年龄的增加发生改变，使静脉血回流能力下降，这就影响了阴茎的勃起。无奈的是，这个发病因素非人力所能对抗，关键是得注意平时的饮食习惯及起居习惯，提高身体素质。

②炎症：严重的生殖系统炎症及泌尿系统炎症可影响正常勃起，若是合并心理因素则会形成恶性循环，自卑、焦虑、抑郁等情绪都会加重身体负担及心理负担。

③心血管疾病：动脉硬化、动脉炎、高血压、外周血管性疾病、血栓、血管瘤疾病会影响阴茎海绵体供血系统，导致动脉性勃起功能障碍。但是，也有部分研究显示勃起功能障碍是心血管疾病的预警信号，此说法目前仍不明确，姑妄听之。

④糖尿病：糖尿病妨碍勃起主要是通过影响自主神经系统、外周血管系统和精神神经系统而实现的，勃起功能障碍的严重程度和发病年龄、病情控制情况、糖尿病类型等因素相关。

⑤手术：相关部位的手术可能会影响到勃起，比如前列腺活检、前列腺切除术、膀胱切除术等。

⑥药物：如果你心脏不好，长期服用强心苷类药物就会导致勃起功能障碍，但其机制还不明确。虽然勃起功能很重要，但是在心脏面前，其他的事都得往后推。如果你经常抑郁、狂躁或焦虑而需要服用抗抑郁药、镇静类药物，那么勃起功能障碍也会缠上你。

⑦辐射危害：如果男士们不小心被放射线照射，也会引起勃起功能障碍。

器质性勃起功能障碍所涉及的因素还真是不少，除了以上这些，生活习惯也是勃起功能障碍的重要因素之一，在这里不赘述。

器质性勃起功能障碍的治疗原则是对症下药，积极治疗原发病。有炎症就消炎，有糖尿病、高血压等疾病就积极治疗控制病情，若存在滥用药物现象，就要戒掉这种坏习惯。同时改善生活方式，均衡饮食，配合系统的性教育。治疗勃起功能障碍很可能是一场持久战，但是不要灰心，相信最终一定会改善。

心理性勃起功能障碍

器质性勃起功能障碍介绍完毕后，就轮到介绍心理性勃起功能障碍了，心理性勃起功能障碍就如同其名字一般，心理因素占主导地位。一般患者生理上都没什么问题，器质性病变也不存在，就是心理上的问题。说起来，曾经的“十年动乱”期间，北京的警察动不动就在大半夜突击检查外来人口，这可苦了那些想在夜深人静时亲热的小夫妻，本想好好享受，结果被吓得不轻，被吓到不举的也大有人在。这就是心理性勃起功能障碍。

有这样一个故事，一对夫妻想要孩子，准备怀孕，但是女方排卵有些问题。经历漫长的治疗后，女方通过服药终于迎来了一次排卵，这可不容易，医生叮嘱夫妻俩把握好这次机会，不要紧张，尽量放松，积极面对这次来之不易的排卵。然而，男方还是在关键时刻掉了链子，没有把握住这次机会。因为他太看重这次机会，太过焦虑，未能成功勃起，在休息一夜后第二天男方仍有做出努力，但是，还是失败了。这对夫妻错过了这次机会。后来这位先生的勃起能力就出现了问题，一次比一次差。但是经过检查，这位先生并没有出现器质性病变，之后就给这位先生进行了视觉色情刺激实验（患者坐在一个安静的房间内，可头戴耳机排除外界干扰，给患者播放150秒的色情片段，测试其有没有反应，这里有专业的仪器测量，非人为测量），第一次是没有反应，第二次则有了很明显的反应，这说明这位先生是纯粹的心理性勃起功能障碍。那么，心理性勃起功能障碍如何治疗呢？

常言道，心病还得心药治，解铃还系铃人啊。纠正患者的心理误区是重点。

有些影视节目给人一种错觉，让人觉得性爱是很享受的事。事实的确是这样，但和节目中还是有很大差距，享受性爱还需要经验和沟通，而不是一上来就十分愉悦。它给人过高的期望值，在现实中自己的期待落空后，情绪瞬间落到谷底。这是心理勃起障碍因素之一，期望值过高。

第二点，患者的家庭对"性"的要求非常严格甚至苛刻，不允许提起，不允许幻想。这会给孩子错误的性观念，认为性是非常肮脏的，是一种罪过，是不检点的行为。如果小时候遭遇性侵之类的精神创伤，心理性勃起功能障碍会更加严重。

第三点，心理性勃起功能障碍患者往往具有严重的自卑心理，没有自信心，害怕老婆，越自卑越不敢做，越不敢做老婆越不满意，越不满意越嫌弃，越嫌弃越自卑，简直就是个恶性死循环。夫妻之间是需要沟通的，要正确认识性，正确认识自己，重新建立自信，好好沟通，一切都会好起来。

第四点与伴侣有关，如果伴侣对自己的吸引力变弱，也会导致勃起功能障碍，尤其是在伴侣生气的时候，还有的对伴侣有仇恨、怨愤心理，但却不愿意开诚布公地说出来，不愿意沟通，这也是造成心理性勃起功能障碍的因素之一。两个人在一起就是需要慢慢磨合的，没有人天生合拍，夫妻之间，包括情侣之间，需要的是"通"而不是"沟"，好好沟通，十几亿中国人，茫茫人海中遇上彼此是很不容易的事，千年修得共枕眠，有什么事不能心平气和地说明白？

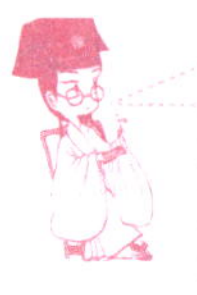

再说一个壮阳方吧！肉苁蓉 20 克，精羊肉和粳米各 100 克，精盐少许，葱白两根，姜两片，分别将肉苁蓉、羊肉洗净细切，先用砂锅煎取苁蓉汁，去渣，入羊肉、粳米同煮至熟，加进盐、姜，再煮即成。男人常吃，妙处多多。

解决心理性勃起功能障碍最重要的是正确认识"性"，正确认识自己，学会放松、解压，与伴侣好好沟通，不要因为错误的认知、错误的观念就葬送了自己的性功能。

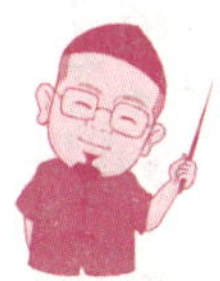

14. 男人肾虚和性功能有关吗？影响怀孕吗

肾，在西医观念中是泌尿系统的重要一环，主要功能是生成尿液，借此清除体内代谢产物及某些废物、毒物，同时经重吸收功能保留水分及其他有用物质，跟生殖没有半毛钱关系。所以，从西医观念上看，肾和性功能是没有关系的。但是在中医的认知中，肾不仅是西医所指的两个器官，而是与生殖关系密切，并且肾虚是中医的专有名词。

什么是肾虚

中医认为肾主水，主藏精，主纳气，主骨生髓，开窍于耳，其华在发。肾为先天之本，与之相对的后天之本是脾胃。肾中藏有元阴元阳，因元阴属水，元阳属火，故肾脏又被称为“水火之脏”。肾虚，意为肾脏精气亏虚，大体有肾阳虚、肾阴虚两种，肾阳虚主要症状表现为“寒”，即腰膝酸痛或冷痛、畏寒肢冷、精神萎靡不振、面色苍白或黧黑、舌淡苔白、完谷不化、五更泄泻等；肾阴虚主要表现为“热”，即腰膝酸软、头晕耳鸣、失眠盗汗、口干尿黄、大便干燥、五心烦热、舌红少津等。

我做了什么让肾不好了

①甜点爱好者：面包和香甜的糕点应该是大多数人的最爱。想变甜，多吃甜。但是，过多的面包和糕点对于肾来说并不是个好事情，糖是其次，主要在于这些食物的松软。软软糯糯的口感要感谢一味食品添加剂——溴酸钾。因为它的存在，才使得这些食物有了口感和手感。谁没戳过面包？戳起来感觉还是很不错的，吃起来更好。但是这种添加剂迟早会伤害人类的肾脏，也会殃及中枢神经和血液。

②饮料：现在喜欢喝白开水的人不多了，生活条件好了，科技发达了，食品添加剂和调味料花样更多了，被饮料牵制住味蕾的人也更多了。尤其是现在的小孩子，由于家人的宠爱和刁钻的嘴巴，就是不喜欢没有味道的白开水，只想喝饮料。饮料往往是酸性的，而人体内的酸碱度是中性——7.2，这些酸性饮料被吸收后，体内酸碱度受影响，会间接损伤脏器，包括肾脏。

③药物滥用：虽然西医很发达，但是中医粉丝也有很多。都是为治病救人而生，何必分个高下，二者需要相互借鉴，中西医结合就是两者相互融合的产物。且不谈中西药哪种更好，但药就是药，是药三分毒，某些药物的毒性几乎不可避免，只能想办法降到最低。在中药里，雷公藤、关木通、牵牛子、罂粟壳、马兜铃、生草乌、青木香等，都有肾毒性。西药中的某些药也有，主要是镇痛药，像阿司匹林、消炎痛、扑热息痛等，都对肾脏有一定的损害。

④经常憋尿：记得曾经看过一篇名为《全世界最搞笑的死法》的小文章，其中记载了目前为止世界范围内最为搞笑和最不可思议的死法。有一条就是，在国外，一个年轻人，因为参加某个会议，结果憋尿整整憋了两个小时。在当时的背景下，会议中途离场是非常不礼貌的行为，所以，这个年轻人就把尿憋到了会议结束，死于憋尿引发的尿毒症，成为当时第一个被尿憋死、也可能是当今唯一一个被尿憋死的人。

都说活人不能让尿憋死，结果世界之大还真是无奇不有。憋尿的确是不健康的行为，虽说尿液是无菌的，但是经常憋尿会导致尿道和肾的感染，如果感染由急性转为慢性会较难根治。爱护泌尿系统，及时排尿。

⑤不合时宜地喝茶：喝茶是好事，但喝茶也是要分场合的。因为肾脏受茶中的茶碱影响较快，如果你是在喝酒后饮茶，那么酒精还没有分解，就会被受到刺激的肾脏强行带走，受过一次刺激的肾脏再次受到酒精的刺激，连续受到两次刺激的肾脏表示，心好累，我不受伤谁受伤。

与肝、脑、肺一样，肾也是人体重要器官，不能置之不理，身体健康是我们追寻的根本，没有了身体，其他一切都只是过眼云烟。保护肾脏，避免踩雷。

肾虚真的会影响到怀孕吗

肾虚分为肾阳虚和肾阴虚。男子肾阳虚易阳痿、早泄、弱精，女子肾阳虚易致不孕；男子肾阴虚易遗精、阳痿、不举，或者还有阳强易举（指男性阴茎在未行房事、未产生性欲或无憋尿情况下的异常勃起，勃起后常伴有阴茎疼痛）的状况，女子肾阴虚则会导致经少、经闭。可以说，不论是肾阳虚还是肾阴虚都会引起生殖系统疾病，影响怀孕。

如果男子因肾虚导致阳痿、遗精、早泄、不育等，需要根据具体情况，辨证分析，谨慎用药。大家需注意的一点是，中医所讲的肾虚，并非是特指肾脏出了问题。肾虚一病，涉及内分泌系统、生殖系统、泌尿系统等多系统，含义甚广，需结合多种症状才能判断。另外，不要单纯地将腰背酸痛定义为肾虚，还有可能是腰肌劳损等其他问题，这也需要具体问题具体分析。

尤其需要注意的是补肾。如今的中医倒也算是广为人知，太过深奥的不提，五行理论应该都是清楚的，“木火土金水，肝心脾肺肾，青赤黄白黑”等，随便一搜都能找到这样的五行对应关系，有些人浅显地认为，黑色食物就都能补肾，这话对也不对，错也不错。黑色食物的确能补肾，如黑芝麻、黑豆、黑米、乌鸡等。但是肾虚分为肾阴虚和肾阳虚，补肾当然要看具体病情，有些黑色的食物性寒、凉，如黑木耳，但有些食物性温、热，如乌鸡，还有一些食物，性平，也就是既不偏温，也不偏凉，如黑芝麻、黑豆等。所以补肾也要具体问题具体分析，不能贸然吃一些黑色的食物，以为自己是在补肾，实则是在伤害自己，这可就真是搬起石头砸自己的脚了。

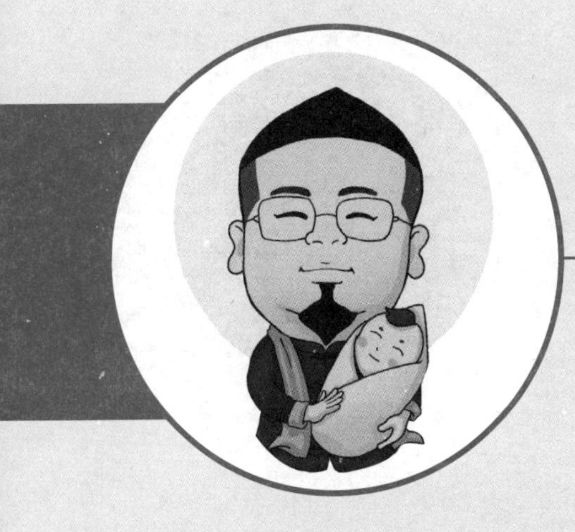

第五篇

畅通输卵管，让精卵有个约会

送你一个好“孕”气

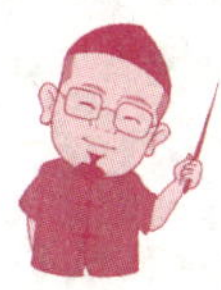

1. 95% 的宫外孕是输卵管问题引起的

孕卵本来应该在子宫内着床，在宫腔外着床发育就成了宫外孕，也就是异位妊娠。最常见的宫外孕部位是输卵管，大约 95% 的宫外孕是输卵管妊娠。所以，宫外孕的主要原因，就是输卵管的损伤，影响了输卵管运输受精卵的功能，这时候“鹊桥”就变成“断桥”了。

注意了！7 个原因导致输卵管损伤

①炎症：炎症会影响输卵管的通畅及活动度，受精卵的运行受阻自然就停留在了输卵管，而不能进入子宫。

②输卵管发育不良：输卵管自己长得过长或肌层发育差、黏膜纤毛缺乏等，可都是影响受精卵运行的因素。

③输卵管妊娠史：曾患过输卵管妊娠的妇女，经过手术治疗痊愈后，再次发生输卵管妊娠的可能性较大。

④多次人工流产：输卵管发育不良是先天因素，而多次人工流产就是妹子们自己害自己了。反复、频繁地做人工流产，会导致子宫内膜创伤，因而受精卵不容易在子宫着床，自然就落到了输卵管里。

⑤各种节育措施：输卵管绝育术不论采用手术结扎、电凝或环套术，若形成输卵管瘘或再通，均有导致输卵管妊娠的可能。

⑥疾病原因：子宫内膜异位症会增加受精卵着床于输卵管的可能性。

⑦不良的生活习惯：女性有长期吸烟或者是酗酒的不良习惯，或者经常不正确地服用促排卵药物，则可能会引起异位妊娠。

宫外孕的危害

受精卵不去子宫而选择在输卵管住下来这件事是非常可怕的。因为只有子宫的形态和结构能够容纳越长越大的胚胎。而输卵管只是一个单薄、狭长的管状结构，根本没有随着胚胎长大而增加体积的功能，随着受精卵不断长大，势必有一天输卵管将无法承受。到了那个时候，便会把你拖入疾病和死亡的深渊。

停经、腹痛、少量阴道出血是宫外孕的典型症状，也是其危害。宫外孕还有另外一些危害，请听我一一说明。

①停经：宫外孕的早期症状很容易与正常的早孕反应相混淆，比如停经，应根据其他症状来辨别。

②腹痛：这是患者就诊时最主要的症状。患者下腹坠痛或剧痛，有排便感，常有冷汗淋漓的情况。破裂时患者会突感一侧下腹撕裂样疼痛，常伴恶心呕吐。

③阴道出血：宫外孕出血和月经出血是不一样的，是在胚胎死亡后出现的不规则阴道流血，颜色呈深褐色，量少，一般不超过月经量。

④昏厥与休克：这是宫外孕最严重的危害了。由于腹腔内急性出血，有可能会引起血容量减少或剧烈腹痛。轻者出现昏厥，重者可能会出现休克，危及生命。

预防宫外孕

如果没有要孩子的打算，一定要做好避孕措施，这可以从根本上预防宫外孕。另外，如果有生殖方面的疾病，要及时治疗。还有，烟酒之类的坏习惯一定要戒掉。

如何治疗宫外孕

宫外孕如此可怕，如果没有预防成功，那么我们应该如何治疗呢？

保守治疗一般用化学药物或者中药，还有一种治疗方法是手术治疗。输卵管切除术这个方法是给处在严重时，或在前期未能完全发现的宫外孕的患者使用，可及时止血，挽救生命。

术后保养也相当重要。要及时补充水分和蛋白质，应多吃新鲜蔬菜、水果补充水分及维生素，多吃些鸡肉、猪瘦肉、蛋类、奶类和豆类、豆类制品等来补充蛋白质。辣椒、酒、醋、胡椒、姜等这类食品会刺激性器官充血，增加月经量，应禁食。螃蟹、田螺、河蚌等寒性食物也不能吃。

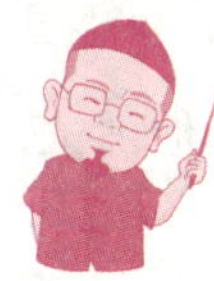

2. 输卵管为什么会不通

导致输卵管不通的三大原因

①输卵管炎症：最常见的原因是输卵管或盆腔腹膜炎症所致。炎症可以使输卵管黏膜破坏而形成瘢痕，引起管腔狭窄或阻塞。

②其他疾病：患了子宫内膜异位症的女性会改变盆腔内的环境，使得子宫长期处于慢性炎症当中，时间久了就可引起输卵管粘连或者输卵管不通。一些妇科肿瘤，比如巧克力囊肿或子宫肌瘤，直接以突出瘤体的形态压迫输卵管，使其与周边的组织发生粘连，一样也会导致输卵管粘连而堵塞。患过肺结核未经彻底治疗的女性朋友，也会不知不觉影响输卵管而导致输卵管不通。如果盆腔感染，也是十分容易导致输卵管不通的。人工流产后引起急性盆腔炎、输卵管炎后导致的输卵管不通也是屡见不鲜的。

③输卵管先天发育不良：输卵管的先天病变、纤细扭曲，或者输卵管功能障碍等都可引起输卵管不通。

输卵管不通绝大部分是由后天因素所致，在平时应该注意日常保健，注意个人卫生，不要随意做药流、人流和宫腔检查。

输卵管不通的后果，触目惊心

①不孕：输卵管不通使精子活动能力受限，无法接触到卵细胞，因此也就导致了女性不孕。

②宫外孕：多数的输卵管不通会继发于输卵管积水之后，此时，精子无法顺利进入输卵管，即使与卵细胞正常结合，在运送至宫腔的过程中，也会受到阻碍，很有可能会在输卵管中着床发育，形成宫外孕。宫外孕如果不能得到及时的救治，严重者会失去生命。

③炎症：生殖系统炎症可引起输卵管堵塞，还可能会蔓延到其他部位，引发其他部位的炎症。

④月经不调：当炎症波及卵巢，对卵巢功能造成损害时，就会出现月经异常。

⑤危害胚胎：受精卵只有在宫腔中的子宫内膜着床，才能够得到最好的发育。而当输卵管积水造成输卵管不通时，积水就会渗入子宫内，危害胚胎。

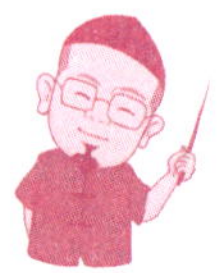

3. 输卵管通而不畅怎么办

输卵管不通，有三种情况：输卵管通而不畅，输卵管闭塞不通，输卵管完全不通。今天我们来重点介绍一下输卵管通而不畅。

我在门诊上经常会遇到很多稀奇古怪的问题。29 岁的苏小姐自从步入了婚姻的殿堂，就一直想要一个孩子。可是结婚两年她也没有怀上，到了医院检查后发现是输卵管通而不畅。她自己也很疑惑，自己平时也没啥感觉，为啥就会出现输卵管通而不畅的问题呢？

输卵管通而不畅的常见病因是输卵管炎，曾患有附件炎、化脓性阑尾炎、结核性腹膜炎、子宫内膜异位症的患者，有过不完全流产、药物流产、人工流产术后出现发热、腹痛和产褥感染的患者，淋病等性病患者及有输卵管畸形的患者，均有可能导致输卵管通而不畅。另外，女性经期相对比较脆弱，很多朋友因为使用了不恰当的卫生用品或者是存在经期性生活等情况，造成了感染的问题，影响了输卵管的通畅。

治疗后变通畅

输卵管通而不畅是可以怀孕的，但是一般怀孕概率比较低。而且，宫外孕概率较高。输卵管通而不畅能否怀孕，与患者输卵管通畅程度有很大关系。所以，还是等疏通了输卵管后，再考虑怀孕的事儿。

输卵管堵塞的部位不同，手术治疗方法也不同，具体还是要咨询医师。

除了正规治疗，女性还要特别注意呵护自身健康，经期是女性抵抗力最弱的时候，这时候最容易受到外界的感染。除了不碰凉水外，保持日常个人卫生也非常重要。也要注意锻炼身体，增强自身的体质，避免出现小病不治成为大病的情况。

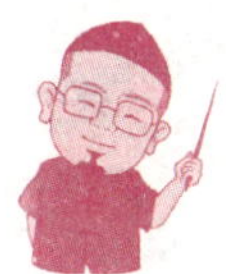

4. 输卵管积水怎么办

我在门诊上发现，近几年来输卵管积水的发病率有所上升，有几次我去参加国际、国内的学术会的时候也多次被提到。输卵管积水，顾名思义，输卵管里有积水，造影时显示积水影。

而这积水又是从何而来？流产、不洁性交、月经期性交或性生活太多，可能感染而发生输卵管炎，从而导致输卵管积水。当输卵管发生炎症时，或因粘连闭锁，黏膜细胞的分泌液积存于管腔内，或因输卵管炎症发生峡部及伞端粘连，阻塞后形成输卵管积脓，当管腔内的脓细胞被吸收后，最终成为水样液体。

31岁的梁女士未婚，是个工作狂，近期出现腰骶部疼痛、腹痛、阴道分泌物增多的情况。刚开始她也没有在意，以为是工作太累了，休息一下就好了。可有一天她在上班时，腹痛加重，她的脸色也变得惨白。同事小李建议让她去医院瞧瞧，她这才请假，给家人打电话，陪同她去医院。来到我的门诊时，梁女士腹痛的症状已经轻了很多，她就想应该也没什么事了，可能是吃坏了肚子，跟家里人说还是回去继续上班吧。当时我怀疑她不是饮食不当导致的腹泻，建议她进行一下超声检查。家人也沉下脸，说既然来都来了，为什么不检查检查，梁女士这才乖乖去检查。结果显示，腹痛是由于输卵管积水引起的。

梁女士害怕了，赶紧问我怎么治疗，能不能治好，会不会有后遗症。下面我们就来看看遇到输卵管积水该怎么办。

传统治疗方法

输卵管积水的传统治疗方法是输卵管造口术。这个手术成功的关键是新形成的瓣膜要保持在外翻的状态，并维持其通畅性。值得注意的是，输卵管造口术后患者的妊娠率较低，只有20%左右，并且宫外孕发生率为5%~18%。

中医治疗

白带是妇科情况的晴雨表，中医治疗输卵管积水就是针对白带多而设，临床表现为阴道分泌物增多。经传统手段治疗后再次产生积水粘连、堵塞不孕的患者可接受中药治疗，使用行气活血的中药来疏通输卵管，就能够消除积水、粘连，疏通输卵管。

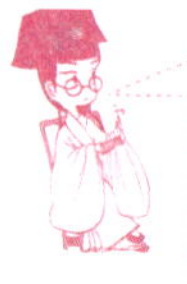

有一道食疗方，我在门诊上经常给病人推荐，反响很好。这个食疗方就是皂角刺粥，取皂角刺30克，粳米50克。先将皂角刺加水煎汁，然后加入粳米熬至粥熟即可。每日1剂，分2次服。具有消肿排脓、祛风杀虫的功效，适合湿热郁毒型输卵管阻塞、积水。

患者自身要做到哪些

患者要对自己的病情知根知底，多跟医生进行沟通，积极接受治疗，有利于病情的康复。患者要尽量远离一些电子产品，切勿久坐。注意多运动，记得早起早睡，多呼吸新鲜空气。平时可以多吃一些新鲜的时令水果和蔬菜，可适量服用一些补充矿物质的食物。富含蛋白质的食物也要适量摄取，切记不可贪多。

另外，患者平时也要注意以下几点：

①经期切勿胡乱服药；注意经期卫生，留意来自洁具及卫生间内的感染情况。

②饮食不可偏嗜。鸡鸭鱼肉，五谷杂粮，蔬菜瓜果均不可忽视，应搭配合理。

③女性在进行性生活的时候，应该留意自己及性伴的个人卫生，最好在行房前，双方都清洗外生殖器官，防止病菌的侵入。

④平时生活中多增加体育锻炼，增强体质、抵抗力、免疫力，减少病菌侵入的机会。

⑤注意个人卫生，勤剪指甲、勤洗澡。

⑥不要积存压力。精神疲劳和身体疲劳一样会导致各种问题的发生，压力积攒后也容易出现腹部变硬，最好能做到身心放松。可以通过出去旅游，与朋友聊天等方式来放松心情。

⑦防止着凉。下肢和腰部过于寒冷，也容易引起输卵管积水。可以穿上袜子，盖上毯子，防止着凉也很重要。

⑧加强月经期、人流后、分娩后的营养及卫生，注重自身健康，能有效减少输卵管积水的发生率。

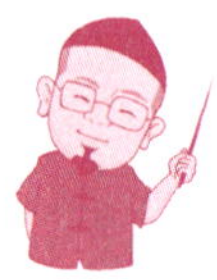

5. 输卵管切除了能怀孕吗

受很多疾病的影响，病情严重的患者不得不面临切除一侧输卵管的痛苦。关于输卵管被切除这件事儿，女孩子们最关心的肯定还是能不能怀孕。

正常情况下，卵巢与输卵管为身体左右各一对，每个月其中一侧卵巢排出一个成熟卵子，并由输卵管拾卵。一侧输卵管切除的女性，其怀孕概率可下降50%，但依然还是有可能成功妊娠的。为了确定女性是否能顺利怀孕还要做进一步检查，排除是否合并其他可以引起不孕的病变因素。需要动态观察卵巢卵泡发育、排卵状况及子宫内膜厚度的变化，看看是否正常。

除了做必要的检查，女孩子们平时也需要注意以下几点：

①切除一侧输卵管的女孩子，术后应多吃蛋白质含量丰富的食物，保证蛋白质的摄入。

②刚做完手术的患者，为了加快机体的恢复，应劳逸结合，少做体力劳动，尽量减低腹压。做完手术一段时间后，可以适当运动，增强自身的体质。

③不要吃辛辣刺激食物。

④经期、术后都不要碰冷水。

⑤及时进行复查，切除一侧输卵管的患者应在出院后1个月或者月经干净后再去医院检查另外一侧输卵管是否通畅。

⑥迫切想要孩子的女性，可以根据排卵期与另一半同房，增加怀孕的概率。

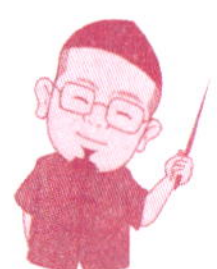

6. 什么时候要做输卵管造影？能不能马上怀孕

近几年，输卵管性不孕占了女性不孕的很大一部分，输卵管造影是目前检查输卵管性疾病中最经济、简便的方法，而且精准率高。很多女性患者不知道输卵管造影什么时候做，导致错过了最佳的手术时机。要想得到准确的检查结果，肯定是有很多很多注意事项的。女性在进行输卵管造影前一定要做好相应的准备工作，这样才能得到有效的治疗，不然可能会影响到检查的结果。

输卵管造影前的相关准备

①选择合适的造影时间：输卵管造影到底什么时候做最好呢？输卵管造影是通过导管向宫腔及输卵管注入造影剂，利用 X 线诊断仪行 X 线透视及摄片，根据造影剂在输卵管及盆腔内的显影情况来了解输卵管是否通畅、阻塞部位及宫腔形态的一种检查方法。做输卵管造影最好是在月经干净的第 3~7 天，因为此时女性的子宫内膜环境最适合接受检查，检查结果也会更准确。对于月经错后的病人可以延迟到 10 天以内，特别不规律的，比如说闭经的病人可以随时做，但由于极少数的女性怀孕后的第一个月也会有少量的阴道出血的情况，因此对于月经量少和闭经的女性切记要排除怀孕的可能。还要注意手术前 3 天禁止性生活，主要是防止出现感染。

如果输卵管造影的时间过早容易造成感染，这是因为女性子宫内膜有创面，而碘化油作为检查中所使用的造影剂可导致感染的发生。如果过晚，子宫内膜增生、肥厚，那么检查时的压力则可能将肥厚的子宫内膜推向输卵管入口而造成堵塞，导致误诊，影响检查的效果，也易致出血。

②患者自身情况检查：检查患者是否能适应造影检查，比如对造影剂是否过敏之类的，对造影术是否能忍耐，还要排除有疾病的患者。造影检查前要做常规的妇科检查，主要是妇科体检、白带常规检查，避免有急性和慢性内外生殖器炎症，造成结果影响和感染。

③禁止做造影的人群：在女性产后、人流手术后、刮宫术后 6 周内禁止输卵管造影检查，以免对女性造成伤害。另外，有不规则阴道流血的情况或月经期、妊娠期、体温 37.5℃以上、宫腔恶性肿瘤者也是输卵管造影的禁忌人群。

做完造影后

造影有两种，如果患者做的是传统碘油造影，一般需要禁欲三个月后再试孕，而且还应给予抗生素预防感染。如果采取的是无痛可吸收性水性造影，则一个月后可以同房备孕。

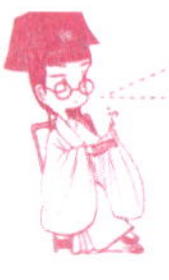

苋菜中富含易被人体吸收的钙质，对牙齿和骨骼的生长可起到促进作用，并能维持正常的心肌活动，防止抽筋。它含有丰富的铁、钙和维生素K，具有促进凝血、增加血红蛋白含量并提高携氧能力、促进造血等功能。造影后吃红苋菜可以增强体质，促进造影剂代谢。

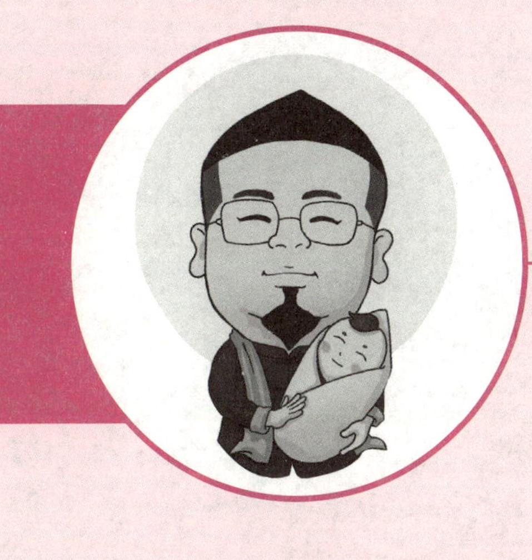

第六篇

怀孕最后的机会——试管婴儿

送你一个好“孕”气

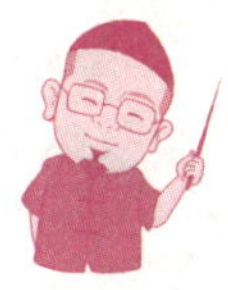

1. 什么是人工授精、试管婴儿

对于受不孕不育影响的夫妇来说，人工授精、试管婴儿等这些名词应该都不陌生，但大多数人对其了解却不深入。就如人们常说病急乱投医一样，现在许多具有这方面疾病的患者易于急于求成，认为这些方法能解决一切生育问题，但事实并非如此。例如，试管婴儿和人工授精都只能解决精卵相遇的问题，并不能解决胎停育、流产等问题。很多患者盲目尝试人工辅助生殖手段而错失自然受孕的机会，这样的结果就特别令人惋惜。总之，人工授精、试管婴儿都属于辅助生殖技术，不管任何时候，都应当是人使用技术，而非技术指挥人。而只有对技术有了足够的了解，我们才能更好地使用它。

让我们来了解一下什么是人工授精吧

人工授精是目前输卵管通畅的不孕症或生育力低下的夫妇最常选择的治疗方式之一。具体方法是将来源于丈夫或者国家认定的人类精子库优化的男性精子，通过人工的方法注入女性阴道或宫腔内，帮助精子越过重重障碍，摆脱阴道酸性环境和宫颈黏液的干扰，使质量好的精子尽可能地和卵子相聚，提高精卵结合率及质量，以助其受孕。其中精子来源于丈夫的称为夫精人工授精，精子来源于精子库的称为供精人工授精。

试管婴儿，是在试管内生出孩子吗

听其名字，有人可能会认为是在试管中生出孩子，其实并非如此。试管婴儿的医学术语为“体外受精胚胎移植技术”，是通过促排卵或自然周期调理，先从女方卵巢中取出卵子，同时取出男方精子，由专业技术人员将精子与卵子结合，将其培养成胚胎。3~5 天后，再将胚胎移植到子宫腔内，使胚胎在妈妈的子宫内着床、妊娠。利用体外受精技术产生的婴儿叫作试管婴儿，这些宝宝也在妈妈的子宫内长成。可以说，“试管婴儿技术”等同于“体外受精”。

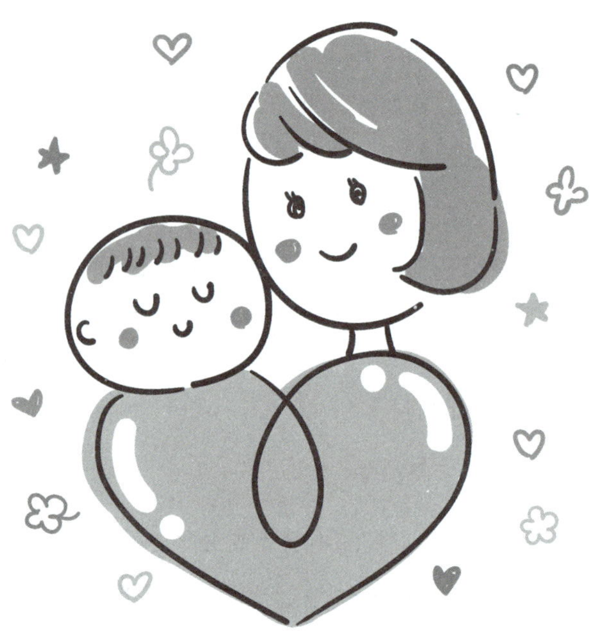

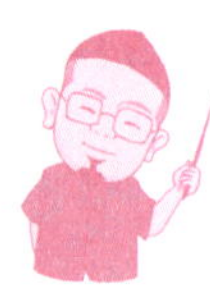

2. 什么情况下需要做人工授精、试管婴儿

对于不孕不育症的患者来说，如果人工辅助生殖技术是条大船，那么想上船的都心急如焚，正在登船的翘首以盼，已经在船上的心中五味杂陈。在对航程充满期待的同时，也应保持着理性思考。每种技术都有自己的适用条件，就如每台手术都要有手术指征，应根据自身不同的条件进行选择。

什么类型的患者适合做人工授精

人工授精要求女方输卵管至少有一侧通畅，以便输送卵子与精子结合。根据精子来源的不同，分别有其适应证。

夫精人工授精适用于：①男性性功能障碍，如勃起障碍、逆向射精、阳痿、早泄、顽固不射精、尿道下裂等；②女性宫颈因素的不孕，如宫颈糜烂，阴道分泌物增加、宫颈息肉、宫颈肌瘤及宫颈锥切、电熨等造成宫颈黏液异常等；③男性轻度的少精、弱精、畸形精子症；④免疫因素所造成的不孕，如双方抗精子抗体阳性；⑤男性精液不液化或液化不良；⑥一些不明原因的不孕。

供精人工授精适用于：①家族或遗传性疾病；②梗阻性或非梗阻性无精症。

试管婴儿适用于什么条件

面对试管婴儿应当保持理性，我们需要知道，这一技术不是患不孕不育患者的最后一根稻草，也不是解决一切问题的灵丹妙药。

试管婴儿对于女性的适应证：①排卵障碍：难治性排卵障碍经反复常规促排卵治疗或结合宫腔内人工授精技术治疗后仍未获得妊娠者；②子宫内膜异位症：子宫内膜异位导致不孕，经药物或手术治疗及宫腔内人工授精技术治疗仍未妊娠者；③女性由于各种因素导致的配子运输障碍：包括双侧输卵管阻塞、严重盆腔粘连或输卵管手术史等导致的输卵管功能丧失者；④免疫因素：反复宫腔内人工授精或其他常规治疗仍未妊娠者。

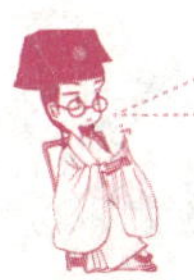

试管婴儿技术只能解决受精这个问题。不排卵、输卵管阻塞、精子质量不佳不能自然受精的患者可以使用。但试管婴儿技术对是否着床、会不会流产、胎停育都没有保障，并不像很多家庭想象的那样包打天下。其实，国外文献数据显示不孕不育家庭中80%是不需要接受辅助生殖技术的。如果加上中医药的作用，我们有理由相信至少90%的不孕不育家庭是可以自然受孕的。

男性适应证为：男性少精、弱精、畸形精子症、免疫性不育、不明原因性不育等。

在临床当医生当久了，就会见到因为各种原因想来做试管婴儿的，例如：害怕宫外孕、想进行性别选择、想要双胞胎、想尽快怀孕等。因为见得多了，就习以为常了。但是对于这些“投机取巧”的想法，还是要给予纠正。因为虽然现在科技在不断地进步，但医学科技还没有达到“随心所欲”的地步，临床应用中也伴随着许多无奈与遗憾。当然，任何一项医学技术的应用都会有成功与失败、风险与遗憾，这是不可避免的。所以，在适应证之外的盲目治疗不仅会对“患者”的身体上产生一定的伤害，也会对其心理上带来负面影响，应当慎重选择。

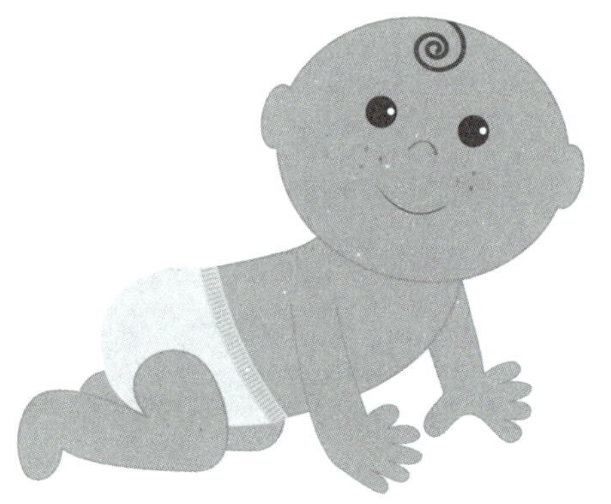

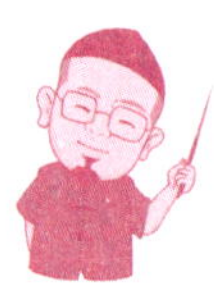

3. 试管婴儿从第一代到第四代，有什么不同

试管婴儿可以简单概括为从女方卵巢中取出几个卵子，在实验室里让它们与男方的精子结合，形成胚胎，再将胚胎移植到女方宫腔内，使之着床发育。常见的试管婴儿被分为三代，各自针对不同的生育难题，可以粗略概括为“一女二男三遗传”，除此之外，近年还新出现了第四代。那么这四代试管婴儿

技术具体有什么不同呢？

第一代试管婴儿技术

所谓的第一代试管婴儿技术，即为常规的试管婴儿技术，也表示为IVF-ET，是通过药物促排卵和取卵技术把卵子取出来，放到来自丈夫或国家认定的精子库里优选处理后的精液中，然后在同一个培养皿中授精并发育成胚胎，在从中选择优质的胚胎移植回女方的宫腔内，让其在此着床发育。

这种技术，医生不直接干预哪个精子与卵子结合，只是提供一个平台让精子和卵子结合。第一代试管婴儿技术主要适用于由女性输卵管因素导致排卵异常的不孕症，例如炎症所引起的输卵管不通畅或输卵管结扎术后。

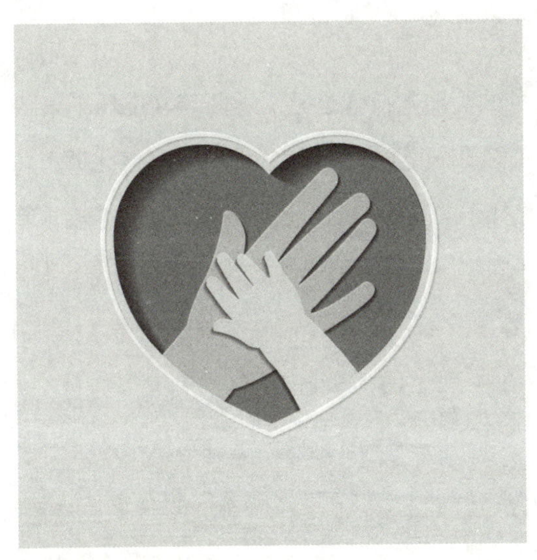

第二代试管婴儿技术

所谓的第二代试管婴儿技术，即为卵胞质内单精子注射，也表示为ICSI，是在显微镜下，由医生直接将选择出的优质精子注射到卵胞质内使其受精发育为胚胎，此技术与第一代的不同之处在于，这个精子必须靠医生帮忙，才能跟卵子结合。

第二代试管婴儿技术主要适用于严重的男性不育症，如少、弱、畸形精子症，严重的精子顶体异常，通过睾丸或者附睾取精术可以获得成熟精子的无精子症。

第三代试管婴儿技术

所谓的第三代试管婴儿技术，即为将胚胎植入前进行遗传学诊断，也表示为 PGD，是通过上述试管婴儿技术获得胚胎后，对胚胎进行遗传学诊断，挑出健康优质的胚胎再移植到宫腔中。

第三代试管婴儿技术主要适用于染色体异位、地中海贫血等遗传病。

第四代试管婴儿技术

除了以上三种试管婴儿技术之外，近两年又出现了第四代试管婴儿，又叫胚胞转移技术（GVT）。通俗地讲，就是通过在老化卵子和年轻卵子之间做卵核置换，以老化卵子的基因加上年轻卵子的细胞质来合成新的卵子，从而更好地应对老化卵子问题，提高大龄女性的妊娠可能性。

第四代试管婴儿技术目前正处在临床试验阶段，其实技术上是没有问题的，关键是存在伦理上的质疑和争论，相信很快就会得到应用并造福人类。

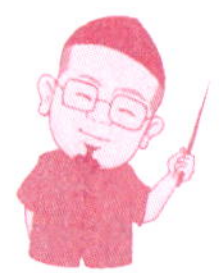

4. 中医在试管婴儿中的作用及如何提高着床率

患者不孕不育的原因多种多样，近些年来，中医治疗被广泛运用到辅助生殖技术中，提高了试管婴儿的成功率。很多人会对此感到疑惑与不理解，不明白中医治疗是如何做到提高成功率的，以及为什么要做中医调理，下面就帮助大家了解一下。

中医治疗的适应证

中医治疗的适应证有：①多囊卵巢综合征；②卵巢储备功能低下；③卵巢过度刺激综合征；④胚胎着床反复失败；⑤卵巢低反应；⑥子宫内膜容受性差；⑦移植前常见失眠、多梦、腹泻、心悸等心理因素问题；⑧先兆流产；⑨男性弱精、少精、精液不液化症等。

中医治疗在试管婴儿中如何运用

中医药在人工辅助生殖及防治胎儿宫内生长受限方面显示了良好的发展势头，相关课题“补肾益气活血法改善子宫内膜微环境和促进胎儿生长的应用与基础研究”曾获得中国中西医结合学会科学技术一等奖。其他相关临床研究表明，中药调理可以改善子宫内环境、改善卵巢功能、提高卵子质量、改善内分泌、改善子宫内血流、提高子宫内膜容受度、有助于胚胎着床、改善着床微环境、保护胎盘组织的结构完整性、促进营养物质的吸收、预防流产、提高临床妊娠率等。

临床上适用中医调理的病症有：

①内分泌失调、基础体温高温期短、经期基础体温偏高，或有卵泡黄素化病史、黄体功能低下、移植后出现生化妊娠或流产；多属于阴阳两虚，可以用中药进行人工周期调理。

②卵巢功能偏低、雌激素偏低或促卵泡激素偏高、内膜薄、卵泡少或发育不良；试管婴儿期间使用西药促排卵依然出现卵泡数量少、发育差、取卵失败，或者由于使用促排药物而出现腹痛、恶心、盆腔积水、卵巢过度刺激等现象。此种情况多属于脾肾两虚，可以用中药益气补肾健脾助孕法调理，改善卵巢功能，提高卵子质量。对于伴随其他症状者可适当加入其对应中药进行调理。

③子宫内膜异位或者子宫肌瘤、子宫不规则增大、月经量多、血块多或痛经，这些情况都会对移植胚胎着床带来不利影响。此多属于肾虚血瘀、癥瘕，可用补肾、化瘀、消癥的中药方剂进行调理，控制减轻病情，改善胚胎着床环境。

④心烦易怒、盗汗、手足心热、口苦咽干、五心烦热、失眠多梦、乳房胀等，多属于肝肾阴血虚，可利用六味地黄丸、左归丸、加味逍遥丸等调理。

⑤慢性盆腔炎、附件炎、子宫内膜炎、息肉，或输卵管积液、粘连、阻塞，或下腹可扪及包块并伴有腰痛等可直接影响试管婴儿的成功率；或者输卵管积液、炎性分泌物进入宫腔直接影响胚胎着床。此类多属于肾虚血瘀，瘀热互结或寒瘀互结，可用少腹逐瘀汤及健脾补肾的中药调理。若热重者可加入金银花、连翘、虎杖等；若寒重者可加入附子、肉桂、干姜等温里药。

⑥多囊卵巢综合征、月经断断续续，脱发并伴有口干、头发油腻、长痘等现象，西医辅助检查多有卵巢增大和包膜增厚、多个小卵泡等。在试管过程中多因西药周期与自身内分泌周期不同步，影响移植胚胎着床。此类多属于肾虚血瘀痰湿，可用补肾化痰祛湿等方法进行调理，改善内分泌失调状况。

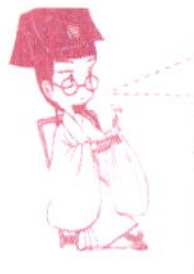

试管婴儿与中药调理配合使用：患者夫妻双方或一方可在试管婴儿前进行2~3个月辨证调理，以提前改善自身机体的条件，使其更适合进行试管婴儿；或者在试管婴儿失败后用中医调理，为再次试管婴儿做好准备，提高成功率。

中医治疗在试管婴儿期间的具体作用

中医调理在试管婴儿的每个阶段都有一定的作用，具体如下：

①准备阶段——调养：在准备阶段，主要以调为主。调节脏腑气血阴阳平

衡为主，为试管婴儿做好准备。

②降调阶段——调经：在降调阶段，主要以调经固血为主，不宜鼓动卵巢功能，调整好内分泌。

③促排阶段——通经：在试管婴儿孕妈月经期以通为顺；卵泡收集期，以促排卵为主。促排期间会出现腹胀积水，运用中医进行调理。

④取卵阶段——梳理：在此阶段以梳为要，运用中医益肾活血、疏肝理气之法。

⑤移植阶段——稳固：在试管婴儿胚胎移植阶段，以稳固为主，帮助移植胚胎在宫腔内着床。运用中医益气补肾养血、固冲安胎，以增强黄体功能、预防流产。在移植12天后进行血液检查，再决定是否继续中药调理。

对于孕妈子宫内膜薄的，可用中医在补肾的基础上养血活血，促使子宫内膜的毛细血管生长，增加内膜血流以增加其厚度，从而提高子宫内膜的容受性。同时中药可以改善卵巢功能，提高成熟卵子的数量和质量，进一步提高试管婴儿胚胎质量。总之，中医不仅可以提高试管婴儿的成功率也可以提高试管婴儿的质量。

中药调理帮助试管婴儿技术成功的案例

陈女士因为丈夫患有少精症，结婚十几年都没有孩子，所以想通过试管婴儿来弥补这个遗憾。因为丈夫的工作问题一家人常年居住在上海，所以经过朋友推荐，在一家西医医院接受了试管婴儿技术。但令人遗憾的是，陈女士连续五次都没有成功。一次又一次的失败，让她从满怀期待到越来越绝望。后因过年期间回到老家，在朋友的介绍下，来到我的门诊咨询。在大致了解了陈女士的情况后，我看了她以前所做的全面系统的检查，发现其卵巢增大及包膜增厚。可能是因为西药与患者自身的内分泌不协调，导致内分泌紊乱，从而出现这种情况，严重影响了移植胚胎着床，而导致了手术失败。我先用中药对其自身情况进行调理，使其符合移植胚胎着床发育的要求。之后再次进行了试管婴儿手术，并且取得了成功。从这一病例中我们就可以看出中医在试管婴儿方面的作用，切不可一味地相信西药，很多时候中西二者可以互补。当然，试管婴儿孕妈也不可盲目吃中药，还要以医生的建议为主，调理好再进行试管技术的操作。

如何提高着床概率

当胚胎移植成功后，试管婴儿已经成功了一小半了，而这时你需要做些什么才更能使移植胚胎着床成功呢?

①放松心情，让气血顺畅：心理状态的影响极为关键，患者的心理及精神状态是影响胚胎移植后成败的一个非常重要的因素。过度的精神紧张容易引起内分泌失调，从中医上讲，心理及精神紧张会导致气血瘀滞，流通不畅，从而导致胚胎着床困难，所以一定要保持乐观的心态。在做了移植手术后，尽可能地在床上平躺休息，因为在平躺状态下更易让血液流向子宫内膜，利于着床。同时，要保持身体健康，保持所处环境空气新鲜畅通。

②调养气血，保证一定的子宫内膜厚度：子宫内膜太薄不利于胚胎着床。所以检查子宫内膜厚度是非常重要的，7毫米及以上都比较好。如果需要，要留够足够的时间摄取雌激素来增加内膜厚度。另外，可以通过中药调理气血来帮助增加内膜厚度。

③注意饮食：移植后要注意调养气血，多吃高蛋白、易消化的食物，尽可能地摄入绿色富含纤维的蔬菜，以防便秘。早上最好能够喝一杯蜂蜜水，促进排便。饮食时可适当多吃西柚，避免吃香蕉、木瓜、螃蟹等可能会使胚胎发生萎缩的食物；不能吃辛辣食物，辛辣食物对肠胃有一定的刺激，稍不注意可能发生肠炎，拉肚子会影响胚胎着床；不能吃寒性食物，应使身体变暖，给胚胎着床机会；在着床期间避免生病，尽量不吃药，防止药物影响胚胎着床。

④囊胚移植：研究表明囊胚移植会比桑椹胚的着床成功率更高。所以在移

植时，可选择囊胚期的胚胎以最大限度地实现着床成功。

⑤注射孕激素：在取卵之后，注射黄体酮可使子宫内膜超级敏感，以便能接受胚胎。所以黄体酮的注射为植入和着床创造最佳环境。

⑥其他注意事项：禁止盆浴。有一些统计表明，长时间坐在热水中不是明智之举。所以为了安全起见，用淋浴，并且要迅速，放弃泡泡浴几周。并且一个月内不能同房。

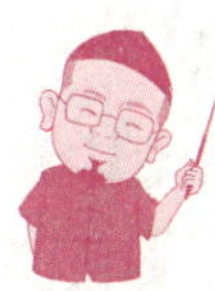

5. 卵巢过度刺激综合征很严重

卵巢过度刺激综合征是辅助生殖技术的主要并发症之一，主要是一种人体对促排卵药物产生的过度反应，是以双侧卵巢多个卵泡发育、毛细血管通透性异常、卵巢增大、异常体液和蛋白外渗到人体第三间隙的为主要特征而引起的一系列并发症，如胸腹水、血液浓缩、电解质紊乱、肝肾功能受损、血栓形成等表现。有些未经促排卵的自然妊娠患者也有可能发生自发性卵巢过度刺激综合征，多发生于多胎妊娠、甲状腺功能低下、多囊卵巢综合征的患者，虽然少见，但有着和上述并发症相一致的症状，会影响胚胎发育和妊娠成功率，严重者也会危及母亲生命。

什么原因会造成卵巢过度刺激综合征

①试管时使用 HCG 促排卵或维持妊娠黄体而刺激了卵巢。

②卵巢对促排卵药物特别敏感又称为高敏卵巢，多囊卵巢及年龄较小者易出现此种情况。

③早孕期的内源性 HCG 分泌。

④既往有卵巢过度刺激综合征病史者容易复发。

卵巢过度刺激综合征有哪些具体表现

卵巢过度刺激综合征一般可分为轻、中、重三度。

①轻度：多在注射 HCG 后 3~7 天出现胃胀、食欲差、下腹不适、轻微下腹痛或下腹沉重感。西医辅助检查结果可见卵巢增大，直径小于 5 厘米。

②中度：与轻度相比会有明显的下腹痛、下腹不适，可伴随恶心、呕吐、食欲差、口渴，偶会伴有腹泻，西医辅助检查结果可见卵巢增大，直径在 5~10 厘米，出现少量腹腔积液。

③重度：出现尿少、恶心、呕吐，严重者无法进食、腹胀，出现大量腹腔积液，使膈肌上升，出现胸腔积液，使呼吸困难，不能平卧。西医辅助检查结果可见卵巢增大，体重增加。由于大量胸腹腔积液可导致血液浓缩、血容量减少，循环血量不足而出现休克，更严重者会出现电解质失衡、心肺功能异常、肝肾功能受损、血栓形成及成人呼吸窘迫综合征而危及生命。

卵巢过度刺激综合征的预防与治疗

①对于卵巢过度刺激综合征的预防，主要就是遵从医嘱，在医生的指导下用药，不可自己盲目用药。

②卵巢过度刺激综合征的治疗：轻度一般不需要治疗，多数病人可在一周内恢复，但依然需要适时监测，有加剧可能的，应继续监测 4~6 小时。中重度有血栓形成时，应当多活动下肢，必要时使用肝素，避免使用利尿剂；大量胸腔积液或腹水导致呼吸窘迫时，可在超声指导下使用胸穿或腹穿，或者输入大量的白蛋白。如果患者肝功能不好，同时需要保肝治疗，如果血液浓缩就要稀释血液进行扩容，防止休克的发生。

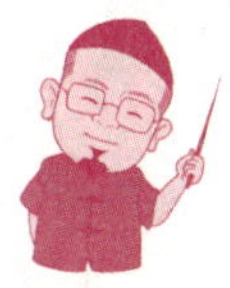

6. 促排卵须谨慎

试管婴儿及其他辅助生殖技术的促排卵，使我们对卵巢的命运备感担心。因为我们都知道，与男性精子不同，女性的卵子数量在出生的时候就是固定的，一生中大概要排出 400~500 个卵子。那么为什么要促排卵？会对卵巢有影响吗？

什么是试管婴儿促排卵

试管婴儿之所以要采用促排卵的方式，是为了在单次取卵的时候可以获得更多数量的成熟卵子。因为在正常情况下，女性在一个月经周期中只会有一个优质卵泡发育成熟并排出，这对试管婴儿来说是不够的，可操作空间有限，成功概率也较低。通过试管婴儿促排卵后，一次会排出较多的优质卵子，其与精子结合，就会形成较多数量的优质胚胎，在胚胎移植时就会有更多的选择机会，在一定程度上提高了试管婴儿的成功率及质量，降低了对患者身体的伤害，减轻了经济负担。

卵泡生长发育的漫长路程

每个女性在胎儿时，卵细胞的数量可能会达几百万，在出生后，就减少至不到 100 万，此时卵巢里储备了一生所需的所有始基卵泡数，开始都处于休眠状态。到青春期后，若仍未受精，则会随子宫增生的内膜及血液排出，每个时期都有一群卵泡被唤醒，到更年期后消耗殆尽。卵泡从始基卵泡到发育成熟，经历了漫长的生长发育过程，包括了始基卵泡、窦前卵泡、窦卵泡、生长卵泡、成熟卵泡、排卵阶段。其实，每个女性在每个月月经周期开始时，会有多个卵泡同时发育，但最后只有一个卵泡生长发育为优质卵泡。那么其他卵泡都去哪了呢？它们会衰退、萎缩，我们把这些卵泡叫作闭锁卵泡，这也是为什么会出现一个月经周期只会排一个卵子的这种正常生理现象的原因。

卵巢衰老难促排

我们知道卵巢还与一个因素密切相关，那就是年龄。随着女性年龄的增长，35 岁后，卵巢的功能开始走下坡路，主要表现在卵子数量减少，质量下降，受精率低等。卵泡池中的始基卵泡数越少，卵泡减少的速度就会越快；即卵巢储备功能越差，卵巢耗竭增加，若此时再进行促排卵，对卵巢来说，会带来极大的损伤。另一方面，无论卵子数目有无被提前消耗，若试管时反复大量促排卵，都会加重卵巢的负担，严重者会出现卵巢过度刺激征等，这些我们都应尽量去避免。

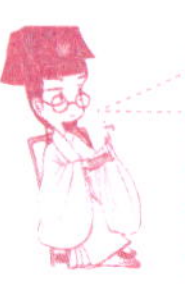

医生圈流传着这样一种说法，每促排卵一次卵巢将衰老两岁。尤其是低 AMH 的患者，盲目促排卵可能意味着竭泽而渔，不如向中医求助，调理气血提升卵巢储备功能再行促排卵，可能胜算更大。

养好气血就养好了卵巢

不管促排卵有没有使卵巢衰老，在进行试管婴儿后，对卵巢都会有一定的刺激。所以，我们需要做些什么来保养好卵巢呢？

保持良好的生活习惯和均衡饮食是至关重要的。多喝牛奶，多吃鱼虾及新鲜水果、蔬菜，保持大量维生素的摄入，像荞麦、莲子都是很好的保护卵巢的食物。再进行适当的体育锻炼，保持平和的心态，提高自身免疫力及生殖机能。若长期处于悲观焦虑的状态中，会对女性的身心健康造成很大伤害，甚至会影响卵巢功能。

饮食上多种元素共同补充，共同作用，集合多种保护卵巢的元素，如大豆提取物、碳酸钙、血红素铁、维生素 C 等。其中大豆提取物会起到美容养颜、调经、预防心血管疾病的发生等作用；碳酸钙起到补钙作用；血红素铁起到补血作用；维生素 C 有利于胶原蛋白的合成，提高机体的应激能力。

卵巢于女性而言，就像是发动机于机动车而言。保护好卵巢，才能使机体内分泌平衡。众所周知，性激素会使我们看起来更鲜丽明艳，而与性激素密切相关的卵巢同样非常重要。保护好卵巢，保护属于女性的美。

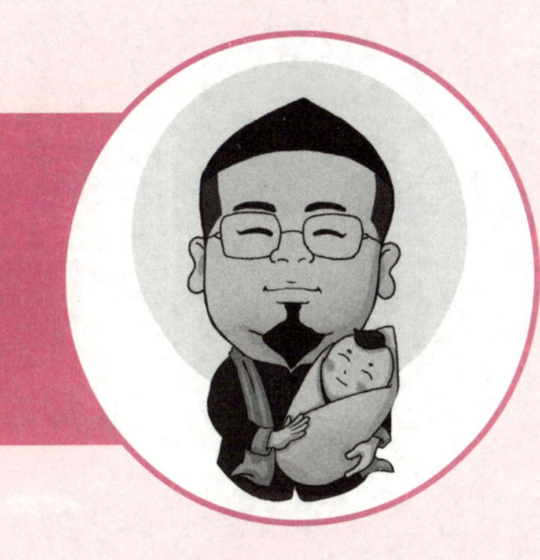

第七篇

备孕安胎知识29问

送你一个好“孕”气

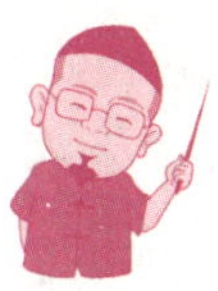

1. 优生优育，先看这里

先来为大家讲一个真实的病例。徐女士，25 岁，造型师。结婚两年了，一直没有采取避孕措施，却一直没有怀孕。找到我时，他们夫妻拿来厚厚一摞检查单。女方多年前宫外孕，切除了一侧输卵管，现在又做了输卵管造影，显示：输卵管不通。性腺激素、甲状腺功能均正常。平时月经尚规律，但痛经非常明显，影响工作。还有便秘的困扰。男方 26 岁，精子活力不足，属于弱精症。

我根据这位女士舌红苔薄黄、脉弦，诊断其为气滞血瘀，用了少腹逐瘀汤等活血化瘀的药物治疗。同时根据她输卵管不通，加入了藏红花、莪术这类破血软坚的中药；给男方开具的是补肾生精的汤剂。夫妻两人坚持服药两个多月，惊奇地发现怀孕了，后来生了个健康活泼的小囡囡。

这一看似平常的案例却能说明很多问题：

第一，随着环境污染日趋严重、社会压力不断增加，加之有过人流、小产病史，使得现代女性的生育能力明显下降。古人说“男子宜三十而娶，女子宜二十而嫁”，女性的最佳生育年龄是在 20 岁至 30 岁。现代社会，女性越来越多地参与到社会竞争之中，而且随着医疗条件的改善，一般我们认为女性的生育年龄可以放宽到 35 岁。《黄帝内经》记载女性：“五七阳明脉衰，面始焦，发始堕”，告诫女性 35 岁后身体进入衰退期，要宝宝就不如 35 岁之前顺利了。徐女士之所以能够取得这么好的疗效，也与其夫妻年龄较轻有很大关系。

还有一些“白骨精”女性，虽然年龄不大，但工作压力巨大、黑白颠倒、频繁出差倒时差，往往会出现月经失调，要么长时间不来月经，要么月经一个月来两次，甚至月经一来十天半个月不干净。这种情况医学上称为“卵巢储备功能下降”，是影响要宝宝的重要病因。这位徐女士经常为明星化妆，参加各种拍摄活动，工作压力大，而且经常工作到深夜，如果再折腾几年，卵巢功能很难不受影响。

第二，对于健康女士而言，准备要宝宝之前可以检查优生四项、妇科常规检查（B 超、TCT 等），最好再检查一下口腔，洗洗牙、补补虫牙。如果是平时身体不好，尤其是患有肝病、肾病、冠心病、糖尿病、甲状腺疾病的女士，要宝宝之前还应该检查肝肾功能、心电图、血尿常规和甲状腺功能。如果有异常，还得先治疗原发疾病，等稳定后再要宝宝为宜。

第三，如果您和先生努力造人长达一年时间（未避孕，排卵期同房）还没有动静，那就属于不孕不育了。除了前面说的一些检查外，还应该监测排卵，检查性腺、甲状腺激素水平，并检查输卵管是否通畅。关于如何检测排卵，在第二篇中已有详细叙述，供大家参考。上面的例子中，徐女士夫妻计划妊娠长达两年，有规律的性生活，但迟迟没有消息，经过检查证实是输卵管不通的问题。也见过一些夫妻，虽然想要宝宝，但工作太忙或是体力不支，排卵期根本没有同房，这种是不应盲目戴上“不孕不育”帽子的。

第四，根据我的临床经验，发现生育问题符合短板原理，即孕育的结果往往取决于生育力弱的一方。因此，既要女方监测排卵，男方也应检测精液常规。有的男士爱面子，或者之前受孕过，便不愿意接受精液检查。其实精液检测简单高效，可以快速甄别是男女哪方的问题。一旦发现异常应及早治疗，切莫讳疾忌医。精子生成周期为 70~90 天，一般服药 3 个月便有显著效果。徐女士的先生精子活力不足，服药两个多月便令女方成功受孕就是极好的说明。

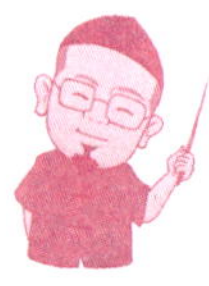

2. 备孕同样讲究天时、地利、人和

我们中医学称便于受孕的那个时间点为“的机”，含义有二：一方面指女

性排卵期；一方面指房事中女性达到高潮的时候，寓“有的放矢”之意。这个时间点是气血汇聚胞宫，男女精气交融的绝佳时机。通过中药、针灸、埋线等方法，可以改善卵巢功能，调整月经周期，促进规律排卵，提高卵子质量，使受孕概率大幅提升。

也见到过一些女士忽视备孕阶段的调理，危害有五：①女性月经失调、排卵异常，房事违和，不易受孕。②精气不足，卵子质量欠佳，容易引起胎停育。③准妈妈身体阴阳失调，怀孕早期易患便秘、呕吐、牙龈炎、阴道炎、泌尿系统感染、呼吸道感染等，此时不便用药，陷入有病只能扛着的窘境。④做过多次试管婴儿的女性存在卵巢过度刺激的问题，不及时调补身体会影响下次植入胚胎的发育。⑤产前气血阴阳俱虚，产后易患“月子病”，多汗、周身酸痛、脱发、记忆力减退。

女性在备孕阶段最好少吃螃蟹、薏苡仁、红小豆、茭白，这些食物性味寒凉或者质地滑利，容易引发流产。同时，吸烟、酗酒、熬夜、过食辣椒也是备孕女性应当摒弃的。

至于很多女士关心的“一孕傻三年”，似乎大可不必担心。女性在休产假阶段会暂停手里的工作，生育之初全部精力转移到养育孩子上，所以会与社会暂时脱节，回到工作岗位上多少有些不适应或者心不在焉，这都不是真正的“傻”。如果出现注意力不集中、记忆力减退，往往是气血亏虚的表现，通过备孕阶段的调理也是完全可以预防的。

上面的话题也许过于沉重，夫妻要宝宝的关键除了检查、治疗，还在于放松。过去，有一种“抱子得子现象”非常有代表性。夫妻双方经过反复检查、治疗，仍未生育，万念俱灰，于是抱养了孩子。但事后，由于精神放松反而受孕的现象比比皆是。说明两个问题，一是精神紧张不利于受孕，二是精神放松反而有助于怀孕。夫妻双方经过检查调理，医生认为具备受孕条件的情况下，不妨策划一次造人之旅，走走看看，身心放松的情况下更容易受孕哟！

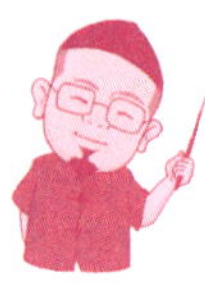

3. 会坐月子的女人一辈子好身体

坐月子是我国独特的传统。由于体质不同，很多西方女性在分娩后就该工作的工作，该逛街的逛街。但是在我国，坐月子是很严肃甚至很神秘的事情。老一辈人经常说："月子坐得好，很多病就都好了。"现在人们的生活条件好了，月嫂成为很多家庭的选择，从月嫂不菲的收入就可以看出来，很多人都非常重视女性坐月子。关于坐月子，很多人在认识上都有不少误区，今天我们就针对这些误区进行一些解答。

误区一：猪蹄鲤鱼汤可以下奶

以前人们的生活条件差，准妈妈在分娩后，家人往往给其准备猪蹄鲤鱼汤滋补身体，帮助下奶，保证哺乳。但是现在生活条件好了，准妈妈在备孕和怀孕阶段的营养都较为充足，如果在生产后直接食用大量的猪蹄鲤鱼汤进补，则反而会给肠胃造成负担，引起胃络阻塞。而胃络通于乳房，胃络阻塞就会造成奶水出不来，反倒不利于哺乳。

我曾经遇见过一位患者，其在分娩后乳房胀疼，但是奶水一直出不来。她特别着急地来问我："是营养不够还是吃的东西不对啊？奶水出不来孩子饿得哇哇哭。"我一看她面色红润，舌苔较厚腻，脉象滑数有力，就问她是不是生产后喝了猪蹄、鲤鱼汤，患者点点头，说："为了下奶快，家人炖了好多猪蹄汤、鲤鱼汤啥的。"我说："这就找到问题了，吃点行气化痰的药，很快就下奶了。"

如果准妈妈在生产后有奶水，但是奶水较少，可以在猪蹄汤、鲤鱼汤中加党参、陈皮和王不留行，这样能够起到滋补但是不阻塞的作用。

误区二：产后不能洗澡洗头

很多女性在生产之后往往会抱怨一个月不能洗头洗澡，家里人更是一直强调坐月子不能受风，不能洗澡，要不容易落下病根。这也让很多女性苦不堪言，女性本就爱干净，一个月不洗澡不洗头让人很是崩溃。之所以会出现这种说法，其实是因为女性在生产之后，抵抗力下降，机体防御外界风寒的能力不足，一旦被湿邪入侵，则会落下关节痛、头痛的病根。

但是如果一个月不洗头不洗澡，不美观也就罢了，产妇很容易因此情绪不佳然后上火，于是孩子吃奶之后也会出现上火症状。现在人们的物质生活充裕了，生活条件也好了许多，很多人家里都有暖气、空调、吹风机等，坐月子期间只要不出门一般不会受寒，所以可以适当地洗头洗澡，只要注意水温在42℃左右，洗完后用干净的毛巾擦干，吹干头发即可。但是剖腹产和侧切的产妇则要在伤口恢复好之后才可以洗澡。为了保持干爽洁净，每天可以用温水擦拭爱出汗的部位，如腋窝、乳头，还可以在局部涂上爽身粉。

误区三：产后喝生化汤

我们在学习中医时，都听到过这样一句话，“生化汤宜产后尝”。很多准妈妈对此也有很大的疑问。其实生化汤是温经化瘀的，适用于虚寒体质的女性。因为在古代的时候，人们的生活水平普遍偏低，孕期女性的营养经常跟不上。但是现在人们的生活水平很高，很多孕妇都会上火、便秘，生化汤并不适合服用。对于营养较充足、爱上火的准妈妈，建议其食用化瘀、益气生津的食物。所以在原来生化汤的基础上可以增加贯众炭、苎麻根等凉血解毒的药材，这对调节产妇的身体状况是极为有效的。

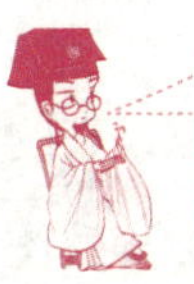

对于状态较为稳定的女性，用热水冲泡少量黑糖水就可以了。大家都知道，黑糖是没有提炼过的蔗糖，铁元素丰富，能够起到很好的滋养气血、止血化瘀的作用。

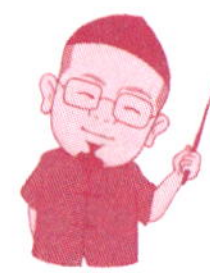

4. 如何应对产后的多汗、便秘、咳嗽

产妇在生产的过程中消耗了大量的元气，所以在分娩之后要进行悉心调理。产后常见的问题，总结出来就是多汗、便秘、咳嗽。

多汗

产妇在生产之后之所以会多汗，主要是在生产过程中消耗了大量元气，卫气失固，产妇会心慌、气短，不想吃东西。针对这种症状，产妇可以食用仙鹤草红枣茶。用仙鹤草 20 克，去核红枣 3 枚，煮水喝，每天喝 1 剂，7 天就会有效果。仙鹤草之所以会有这么大的功效，是因为其有收敛止汗补气的功效，而红枣则能养血生津，所以两者混合能够缓解多汗症状。

便秘

产妇在生产时流失大量血液，肠液干涸，便会出现便秘的现象，有时还会诱发痔疮，给产妇的生活带来较大的不便。对于剖腹产或者侧切的产妇，则更要注意，因为用力排便会引发切口疝。建议产妇服用石斛润肠茶，石斛的主要功效就是养阴生津、润燥除烦。在石斛中，耳环石斛的功效是最佳的。取耳环石斛 20 克，清水煮 30 分钟之后，加入火麻仁 10 克煮 15 分钟，每日喝 1 剂。火麻仁能够润肠通便，石斛能够促进肠道蠕动，保持大便通利。石斛和火麻仁性平，不会伤胃，也不会影响哺乳。

咳嗽

产妇在生产之后身体较为虚弱，风邪入侵肺经，往往会引发咳嗽，有的产妇因为体质问题，甚至会咳嗽到难以入睡，剖腹产和侧切产妇咳嗽会导致伤口难以愈合。在生活中建议食用杏仁百合粥，取杏仁6克，百合10克（泡发洗干净），大米50克。百合与大米一同煮粥，出锅前放入打碎的杏仁。每日1剂，连服1周。杏仁有宣肺化痰的功能，百合润肺止咳，大米健胃扶正，对产后体虚咳嗽有很好的功用。

月子饭多吃藕

产妇在生产后就晋升为妈妈了，其肩上的责任也就更重了，不仅要照顾好自己的身体，还要哺乳宝宝，所以饮食上要格外注意。一般来说，产妇的饮食要富含营养、清淡可口，这主要是因为产妇在生产之后肠道蠕动慢，元气损耗多，不能吃热量过高、性燥热的食物，否则妈妈上火后，宝宝也会火气大，影响身体健康。

总的来说，莲藕是女性坐月子期间的佳品。大家都知道，女性在生产之后，身体比较弱，需要进行悉心调理，又因为产妇要哺乳宝宝，所以饮食也是格外重要的。食物不能过热或过凉，因为很多产妇都会有恶露的问题。在医学领域有较高信任度的食物就是莲藕了。莲藕生津养血、润肠通便、止血化瘀，而且能够“熟补生清”，不管是生吃还是煮熟了吃，都有很好的功效。莲藕煮熟之后吃滋养气血、健脾养胃，生着吃则能凉血泻火。所以产妇也可以根据自己的情况选择莲藕的吃法，如果口干舌燥、小便短赤，大便秘结，就可以生吃莲藕，也可以榨汁；如果产妇没有食欲，恶露不尽，乳汁不充足，则可以把莲藕加热或者煮熟了吃。

除了莲藕，杏鲍菇、鹌鹑蛋、银耳、莲子、空心菜等都是产妇适宜的食物。

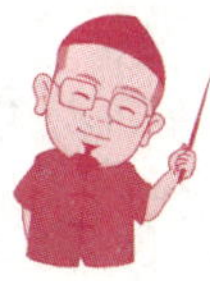

5. 男女一方性欲低是什么原因？怎么办

性欲低是什么，和性冷淡是一回事吗？如果你去网上搜索的话，会发现二者有自己独立的词条解释，但是仔细看看二者定义似乎又是一回事。

性欲低下指的是持续地或反复地对性生活的欲望不足或完全缺乏，可分为完全性性欲低下和境遇性性欲低下。大多数完全性性欲低下者每月仅性生活一次或不足一次，但在配偶要求性生活时可被动服从；境遇性性欲低下只是在某一特定环境或某一特定性伴侣的情况下发生。性欲低下并不排除女性在被动接受性生活时达到性唤起和获得性快感的可能性。

性冷淡是指性欲缺乏，通俗地讲即对性生活无兴趣，也有说是性欲减退。性冷淡与性快感缺乏是两个不同的概念，两者可以同时出现，亦可不同时出现，因此，性冷淡又分两种类型：有性快感缺乏性冷淡综合征和无性快感缺乏性冷淡综合征。

瞧，看这两个解释的关键词都是性欲减退，对性生活无兴趣。所以，二者在表现上应该是相同的东西，都是性欲缺乏减退。细分起来可能不同，但是起因也都类似。

我在大学期间，曾读过一篇文献。中医有“五至学说”，认为五脏之气分别注入阳具才能完成性交，所以古人说“诸书谓女宜五气至，男亦宜三气至。阳举，肝气至也；举而坚，肾气至也；坚而热，心气至也……其不至者，病也”。这段话说得很清楚，如果不能完成性生活，与五脏有直接关系。

肝：阳举，肝气至也；肝抑郁则不能举

中医认为肝乃将军之官，喜条达，主疏泄，如果平时就经常抑郁或经常生气，肝气郁滞，气机失调，自然不会有“性致”。所以，肝气条达，有情致，是双方性生活的第一步。

肾：举而坚，肾气至也；肾湿寒则不能坚

肾乃先天之本，化生天癸，主生殖。肾藏精，肾精不足，先天不足，天癸匮乏，自然性欲低下，生殖繁衍也变得十分困难。另外，中医有一个很重要的概念就是阴阳，肾阳也是人体中非常重要的存在，肾脏阳气充足，化生正常则生殖功

能正常。如果肾阳虚衰，肾脏湿寒，温煦失常，自然就不能正常开始性生活。

心：坚而热，心气至也；心劳倦则不能热也

中医认为，心主血，若是思虑过度，暗耗心血，这时候就容易出现龟头冷、遗精、梦多、神昏疲乏、心慌、记忆力减退等不适。

肺：肺虚弱则力惫

中医讲，肺司一身之气。大家可别小瞧了性生活，这可是个体力活儿。如果肺气虚弱，稍一活动就大汗不止、气喘吁吁，怎么能完成性生活呢？

脾：脾虚弱则速泄也

中医讲，脾为气血生化之源，精血同源。脾胃虚弱，气血亏虚，自然就容易出现早泄等症状。另外，脾虚容易生湿邪，素体肥胖，痰湿内盛，或是劳逸过度，饮食不节，损伤脾气，脾失健运，痰湿内生，经气不通，脉络受阻而也容易导致性欲低下。所以，保证脾气健运是关键。

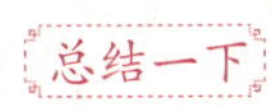

所以，性生活出现问题，根本还是要调理五脏之气血。气血运行无阻，性生活自然不会有问题。

西医对于此问题看法分为精神性因素，器质性因素，功能性因素以及药物因素。

性爱：你不要对我有偏见

性欲低下有精神心理性因素，这往往是人们不能正确认识性爱所导致的。

为什么不能正确认识它呢？中国性教育的缺乏导致很多人对生理解剖结构不够了解，对自己的身体不够了解，加上中国传统观念的影响，很多人觉得性爱是很肮脏的东西。性爱本身没有错，错的是人类的观念，我们该如何去看待它，这才是最重要的。另外，很多人不满意自己的体型、外貌，认为自己不完美，不喜欢自己，不接受自己；当然，还有一部分人，可能有很痛苦的回忆，可能有被性骚扰、被性侵的经历，这是那部分人心里的伤疤；还有一部分人则是害怕意外妊娠、害怕性病，对此有很深的焦虑；生活压力大也是一个重要原因；另外，受传统观念影响和婚前性行为的社会不认可性，某些人从性生活中得不到心理满足反而产生了压抑感和罪恶感，这也能引起性欲低下；最后，剩下的可能就是，对于自己的另一半的厌倦，这些都是造成性欲低下的罪魁祸首。

女性：为什么都是我的错

说到功能性因素，女性出状况的概率比较大。一来是因为生理原因，大脑皮层抑制作用增强的女性比较普遍，这会造成女性性欲低下或性高潮缺失。另外，因为女性有月经这个小伙伴，功能性月经周期紊乱，也会造成性生活障碍。就像功能性子宫出血，这个病可妨碍性生活的进行，还会造成性激素水平紊乱，由于缺少一定量的性激素的支持，性欲减退就是自然而然的了，而且这会造成一系列身体状况的紊乱，如情绪不稳定、易怒、抑郁，甚或造成下腹部疼痛（如痛经）。以上情况都会影响性功能。

除去这种功能性因素，器质性病变也是有的，而且占有相当一部分比例。比如生殖器官的局部病变，什么先天性阴道狭窄、阴道横隔或纵隔等先天畸形；外阴、阴道及子宫颈的各种急慢性损伤（这会造成严重的性交疼痛）；还有阴蒂疾患造成阴蒂敏感性异常；更不必说子宫脱垂、妇科肿瘤、直肠阴道瘘等疾病，这些都会造成严重的性交疼痛；最后，手术创伤、某些妇科疾病如外阴癌、阴道癌手术、阴道壁修补术及因某些原因切除子宫等手术，以及术后阴道的缩短，瘢痕的刺激等，均可使性生活受到不同程度的影响。

雌激素对女性至关重要，丰满的乳房，诱人的曲线，光滑的皮肤，都得益于雌激素的滋润，如果雌激素水平低下，性欲也会受到影响，甚至会不孕不育。

至于神经系统，主要会影响女性对性高潮的体验。如果女性本身就有心血管系统、呼吸系统及运动系统病变，那性欲低下也可以理解，尤其是前两者，强行同房可能会有性命之忧。

这么一看似乎真的是女性出状况比较多？哪有，真以为没男性的事儿了吗？

男性：原来……我也这么脆弱吗

男性性欲低下原因也不少，整体来看，全身性疾病首当其冲。几乎所有严重的全身性急、慢性疾病都可导致男性性欲低下，像什么肝硬化啊，慢性肾功能衰竭啊，慢性活动性肝炎等一系列全身性疾病，都会破坏正常的激素代谢过程，导致患者生理和心理上的衰竭状态并伴有性欲的减退与缺失。遗传性及营养性疾病亦可引起性欲低下，没有力气，怎么干活啊。

接下来就是精确到局部，生殖器病变。比如包茎、阴茎硬结症，以及阴茎发育不全等。此外，还会因睾酮偏低、心理性或生理性因素，使性交困难或不能性交，久之可导致性欲低下，甚至无性欲。

就像雌激素对女性很重要一样，雄激素对男性的重要性不言而喻，单单看名字就知道二者的区别了，一雌一雄。所以，如果男性有生殖腺功能低下、甲状腺功能低下或亢进、肾上腺皮质疾病、垂体疾病等内分泌疾病，性欲自然是没有的。

年龄也是影响男性性欲的一个重要原因，随着年龄的增长，性能力也会有一个正常的衰退过程，大多数人会表现出勃起前的时间延长，精液的射出减弱，性交频率降低等，不过也不一定所有人都会有性欲低下的表现。

还有一个重要原因就是——药物，很多药物都会引起男性性功能减退、阳痿和射精异常，比如抗高血压药，抗精神病药，成瘾性强的药物等。不仅仅是药物，食物也是重要原因，像酒精、肥肉、口香糖等，长期食用对男性性功能是有影响的，可以吃但是要少吃。

医生：我来告诉你该怎么办吧

我们着重说一下心理因素，其他器质性、功能性疾病是需要到医院检查、听从专业医生的意见的，还是那句话，不要害羞，我们要把握自己的“性福”啊。

心理性因素首先就是要消除不必要的顾虑，找正规的生理解剖书看，仔细了解自己的身体构造。虽然是心理问题，但是必要时还是需要去诊室进行相关咨询的。伴侣之间也要多沟通，伴侣之间最要命的就是沉默，和自己的伴侣多沟通，畅谈自己的感受，那可是即将或正在和自己共度一生的人啊。害怕什么，我们都要把握自己的人生嘛。

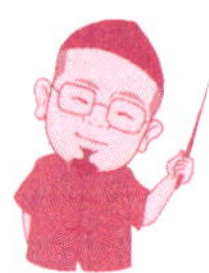

6. 肥胖为什么容易导致不孕不育

大家一看到这个题目会不会有个疑问——你歧视胖子？别别别，各位看官，其实这个并没有歧视的意思，胖女孩儿胖小伙儿一样都能找到自己的真爱，只是肥胖会影响你们爱情结晶的降临。

胖女孩的难处

很多女孩子爱美，所以会尽量控制自己的体重，但还是有胖美人存在的。不过，胖美人虽然美，但是却可能患上不孕症。在医学上有个名词叫作“肥胖不孕”，很好地向我们揭露了肥胖的罪行。

肥胖会导致女性多囊卵巢综合征，这种病多发生在 20~35 岁生育期女性身上，具体会表现出月经稀少或闭经、不孕、乳房发育不良、多毛、痤疮等症状。这里的重点是“不孕”，会导致不孕。为什么呢？因为这种病会导致下丘脑－垂体－卵巢轴功能失调，破坏相互之间的依赖与调节，引起卵巢排卵功能障碍。卵巢功能不良，卵泡的排卵就不规律，或是同一时期同一卵巢中会长有多个卵泡，最终导致没有成熟卵子排出。

今儿个咱就说说肥胖对女性备孕的不良影响。

①你中不了奖：本来“中奖”概率也不是很高，这一胖更低了。肥胖女性大多有月经紊乱的问题，还会有面部、乳头旁和下腹中线的汗毛过长过密的现象，小仙女们，就问你们怕不怕。因为过多的脂肪使得备孕妈妈的内分泌功能紊乱，所以出现了这些现象。严重的话会造成代谢紊乱，也就是说，会引起上文所说的多囊卵巢综合征。

②中奖却不能好好享受：这么说可能有人不愿意了，本来怀孕就是一件很辛苦的事啊，哪有什么好好享受一说？此言差矣。怀孕本身是一件辛苦的事，但是相比起“胖美眉”，一般人群真的是挺幸运了。胖女孩儿有幸怀孕后，患上妊娠高血压综合征和妊娠糖尿病的风险也会增加。不仅如此，和一般妈妈比起来，怀上巨大儿的风险也会增加。

某地张女士因胎儿巨大，导致她的子宫过度扩张，失去正常弹性不能收缩，产后大出血，出血量 3000 毫升左右，这是一个成年人体重总血量的 60%，经医院几位产科专家的抢救，总算是捡回一条命。

巨大儿对妈妈和宝宝都有危害，对妈妈来说，巨大儿会导致难产，甚者危及生命；对宝宝来说，在分娩过程中窒息风险也会增加，以后患糖尿病、高血压的风险也远远高出常人。

营养过剩，孕妈肥胖，都会导致巨大儿的出现，巨大儿不一定是肥胖造成的，但是肥胖会导致巨大儿出现的概率大大增加。上边女士的例子还不够触目惊心吗？

肥胖对于女生，尤其是孕妈来说，是非常危险的，不仅怀孕概率降低，怀孕过程中也不好受，分娩时也要承受巨大风险。因此胖孕妈要小心了。

胖小伙别得意，怀孕难也有你的责任

现在很少人会像以前那样，待在一起一年半载，如果女方肚子没有动静，就说女方是长不出庄稼的盐碱地。如今思想开放，社会进步，如果两人在一起真的很长时间没有孩子，两人一定会一起去做检查，而不是单单数落女方。所以，胖小伙们注意啦，接下来要开始“数落”你们了。

①你胖你也中不了奖：和女性的下丘脑－垂体－卵巢轴一样，男性有一套类似的系统——下丘脑－垂体－性腺轴，男性如果肥胖，在外周脂肪组织多的地方，由于下丘脑－垂体－性腺轴的抑制，外周睾酮会转化为雌激素，然后导致继发性性腺机能减退。

②你的“小蝌蚪”会受伤：肥胖会导致睾丸微环境的变化。在睾丸的微环境里，氧化应激会使精子减少，也会使精子损伤。精子不好过了，还指望它奋力前进给你带来幸福吗？

③你想让你的“小蝌蚪”灭绝吗：阴囊一直皱皱的，有伸缩性，虽然可能你感觉不到。但它会稳定你睾丸的温度，冷的时候，它会拉着睾丸靠近你的身体取暖，热的时候，再松弛下来，使之远离你的身体，降温。而过度肥胖，会在耻骨处及大腿内侧造成大量脂肪堆积，这会增加阴囊的温度，从而影响精子的生成——你不想要你的“小蝌蚪”了？

综上，大家应该知道肥胖对备孕的影响了吧，肥胖不是罪，但是它会给你带来很多痛苦，所以，管住嘴，迈开腿吧。

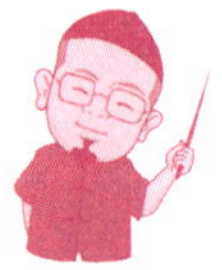

7. 患有糖尿病、高血压、高脂血症等能不能要孩子

高血压、高脂血症不用说，大家应该很熟悉才对，而且，这些是有遗传因素在其中的，约有一半病人有家族史。如果大家对糖尿病也有一定的了解的

话，那就会知道，糖尿病分两型。1 型糖尿病又称为胰岛素依赖型糖尿病，2 型糖尿病又称为非胰岛素依赖性糖尿病。1 型糖尿病依赖胰岛素治疗，2 型糖尿病可以通过饮食、口服降糖药控制。那么，重点来了，大家知道糖尿病的发病也有遗传因素在里边吗？

听到这里，大家会不会开始慌了，糖尿病有遗传倾向，高血压也有，高脂血症也有，那是不是这些患病人群就不能生孩子了？这种想法就错了哦。

你可以打败高血压

高血压主要是对孕妇有威胁，如果孕妇患有高血压，她们就是产科高危人群，重点监护对象。这类人群容易发生子痫前期、心脑血管意外、肝肾功能衰竭、胎盘早剥，死亡的概率也大大增加，更别提什么流产、早产，死胎也有可能。

这么危险，是不是就不能怀孕了？当然不是。虽然高血压孕妇很危险，但是，如果能在怀孕前控制好血压，而且孕妇也足够小心，家人看护到位，血压控制良好，怀孕是完全没问题的。

但是如果怀孕后才发现自己高血压呢？是不是就得打掉孩子了？也不是的。既然它已经来到你的身体里，就不要轻易毁掉。虽然这个时候已经很危险了，但是不要小看现在发达的医术，只是辛苦一些，需要时时监测血压，但是这也是为了孕妈的生命安全着想，所以不要嫌麻烦。为了宝宝，也要照顾好自己。

至于将来孩子患高血压的概率会增加，这是不争的事实，所以对孩子的饮食要密切关注。只要饮食习惯、生活习惯健康，也是会平安快乐地度过一生的。

高脂血症不用怕

高脂血症的孕妈要小孩不会像高血压孕妈那么危险，但是高脂血症和高血压一样会影响到小孩，会使小孩将来患病的概率增加，所以小孩将来的饮食习惯和生活习惯一定也要健康才行。对于孕妈来说，如果血脂控制得好自然不用担心，如果血脂实在是高，则不建议怀孕，等到血脂稳定后再考虑怀孕的事吧。高脂血症孕妈在怀孕后一定要注意饮食啊，不要因为怀孕了就以此为借口吃一些高热量、高油脂的东西，不过这些想必大家也都是知道的，一切为了宝宝，所以孕妈也一定会忌口的。

孕前调治糖尿病，父母有别

说到最后一个糖尿病，它也不属于遗传疾病，只是有遗传倾向，也就是说，它和高血压、高脂血症一样，会使出生的孩子将来患病概率增加。说到这里要给大家纠正一个传统观念上的错误，很多人认为糖尿病是因为吃糖吃太多引起，实则不然，糖尿病发病和吃糖太多没有关系，它和胰岛功能有关，而糖尿病发病后病情的进展就和吃糖有关系了。

患糖尿病的人群生育的子女先天畸形的概率会增加，但这是需要区别对待的。父亲如果患糖尿病，子女先天畸形的概率是不会有变化的，但是如果是母亲患有糖尿病，那就危险了，子女先天畸形的风险会上升。但这并不会剥夺糖尿病妇女当妈妈的权利，只要严格监测，控制血糖，在孕期注意规律体检，有一个健康可爱的宝宝完全不是问题哦。

说到这里大家可以完全放心了啊，高血压、高脂血症、糖尿病什么的完全不是事儿，只要控制病情，严格监测，规律体检，每个女人，都会迎来小天使降临的时刻。

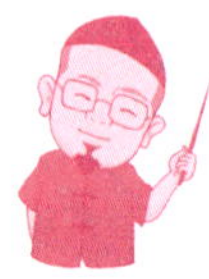

8. 备孕，哪些食物不能吃

备孕期间是有很多禁忌的，为了腹中胎儿的健康，现在我们来看看备孕期间我们不能吃什么吧，爸爸也要看！

一二三，去撸串

烧烤类食物经过烤制，营养成分大量流失，维生素被破坏，蛋白质变性，最后剩下的只是一副食物的躯壳，徒有其表啊，没一点内涵。而且食用过多熏烤、蒸煮太过的蛋白质食物，会影响青少年的视力，现在青少年近视的已经不少了，还想怎么自残?

另外，说烧烤类食物致癌，并非谣言，确有此事。肉类中的大多数氨基酸在加热分解时会产生基因突变物质，这些基因突变物质可能会导致癌症的发生。而且，别忘了，你在呼吸，你的皮肤也在呼吸。在烧烤环境中，有一些致癌物质会通过你的皮肤、呼吸道等途径进入人体内而诱发癌症。有研究表明，经常吃煎炸蛋肉的女性患卵巢癌、乳腺癌的风险会大幅度上升，你肯定不想让你的孩子在一个患癌的母体中成长，更不会想让他生活在随时会失去亲人的恐惧当中。

烧烤类食物的原料就不用再多说了吧，这个之前很多报道说来源不明，处理过程也是触目惊心，虽是老生常谈，但还是希望能说进你们的心坎里去。

兄弟情深一口闷

谁上饭桌不来两口啊，现在不会喝酒都不好意思去饭局了。不过呢，你们有一个拒绝喝酒的好借口的——不好意思，我和我媳妇准备要孩子了。谁还敢劝酒？谁还敢兄弟情深一口闷？不懂的人，拿科学说服你。

酒精能使血液中雄激素睾酮的数量减少，这种激素减少会使宝宝性器官畸形的风险增加。另外，酒精还会严重影响精子和卵子的质量。要是在备孕期间还喝酒、接触酒精饮料的话，这就是让孩子彻底输在“起跑线”上了。而且，任何微量的酒精都能毫无阻挡地进入胎盘，如此一来，胎儿体内的酒精浓度就和母体内的酒精浓度相差无几，酒精会对母体和胎儿的大脑和心脏产生影响，还会影响宝宝的智力发育，使宝宝智商低于常人，出现反应迟钝等情况。

以后，谁再敢劝酒，把这些道理拿出来，如果我的孩子将来大脑、心脏出了问题，智力发育也异常，谁赔我的孩子？谁担负这些责任？

好累，来杯咖啡

此路不通。

小心啦，含有咖啡因的食物会对女性的生理健康产生影响，由于咖啡因会渗透到胎盘，所以孕妇大量饮用咖啡或过量地吃其他含有咖啡因的食物会有胎儿畸形和流产的风险，在哺乳期喝咖啡也不利于孩子的成长，因为咖啡因会出现在母乳里。儿童摄入咖啡因会使孩子的中枢神经兴奋，从而干扰孩子的记忆力，导致儿童多动症。所以，喜欢喝咖啡的女性还是停止喝咖啡吧，就算不是为了备孕，咖啡也不该多喝。研究表明，习惯大量饮用咖啡的人停止饮用咖啡时，会出现头痛、易怒、肌肉紧绷和神经过敏等症状，只有再次摄入咖啡，症状才会消失，这快赶上毒品了。所以，咖啡，包括含有咖啡因的食物，少吃一些总是没错的。

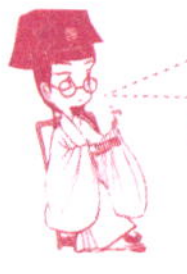

有文献显示，备孕阶段的女性每天咖啡的摄入量以不超过两杯为宜。

亲爱的辣妹子，请停止吃辣

喜欢吃辣的人不在少数，辣妹子们一个比一个能吃辣，一个比一个不怕辣。可是，准备怀孕的辣妹子，就节制一些吧，不要再继续吃辣了。辛辣食物会引起消化功能紊乱，可能你的消化道内环境已经适应了辛辣食物，但还是会有便秘、肠胃不适的症状出现，而且会有很大概率患上痔疮，这就是“十女十痔”说法的由来。

怀孕后，随着胎儿一天天长大，肠道被挤压得不成样，消化功能势必会受到影响，这个时候还保持着吃辣的习惯，你的消化功能会进一步受影响，肠胃吸收功能受损，营养不能吸收，胎儿也会跟着营养不良，持续到分娩时，也会增加分娩的困难。所以，准备怀孕的妇女，包括男性，在准备怀孕前的三个月里，都要停止吃辣。

你喜欢罐头食品吗

说起罐头食品，我倒是没吃过肉食罐头，水果罐头吃过不少，尤其是橘子罐头，不用剥皮，只要打开罐头就可以尽情吃，而且特别甜。不过不管是什么罐头，备孕期间都要忌口。

大家都知道罐头食品保质期比较长，因为里边添加了大量的防腐剂，除此之外，还添加了很多的香精、甜味剂、人工色素等。其实这些吃不死人，但是也不能因为吃不死人就放心地一直吃啊，而且大量食用罐头食品会影响胎儿对营养的吸收。罐头食品是加热处理的，在处理过程中，营养物质如维生素、蛋白质等都会有不同程度的破坏，所以营养价值不高，吃多了对身体不好，还会影响腹中胎儿的成长。所以，想要怀孕的及已经怀孕的女性，为了宝宝的健康成长就暂时忍住吃罐头的欲望吧。

你已经如此甜美，为什么还要吃甜食呢

每一个愿意生孩子的女性，绝对是最勇敢、最幸福的。即便你深知生孩子的痛苦，你也依旧愿意生下孩子，那你究竟多爱对方才愿意为他生孩子。你是勇敢的，也是幸福的，想必你也一定是最美好的人。美好到喝咖啡看着你就不会觉得咖啡苦，美好到看着你喝水都是甜滋滋的。那么，既然你已经如此甜美了，就不要再吃甜食了，尤其是多囊卵巢的女性。

怀孕期间，是不能吃高糖食品的，这是为了防止你出现糖代谢紊乱的情况，糖代谢紊乱会让你成为潜在的糖尿病患者，如果你是一个甜食怪，那么为了你和胎儿的健康，请暂时抛弃你的“怪物家族”，暂时回归正常人的世

界吧。如果你在怀孕期间依旧放肆地吃着各种各样的甜食，那你可能会患上孕期高血糖，孕期高血糖也是十分可怕的存在，它不仅会影响你的身体健康，还会影响到你腹中胎儿的生长发育，严重的话，会造成胎儿畸形和流产，确实挺可怕的。所以不管是为了你自己还是为了你与你对象的爱情结晶，都要抛弃甜食。况且你已经那么甜美了，再吃甜食，不怕把对象甜齁吗？

你喜欢吃腌制食品吗

腌制食品好像很多人都喜欢，那你能列举出来多少？火腿、榨菜、咸菜、咸肉、腊肉等都是常见的腌制食品。

腌制食品本来就不能多吃，因为在腌制过程中，需要用到大量的亚硝酸盐，亚硝酸盐能抑制肉毒梭状芽孢杆菌及其他类型的腐败菌生长，具有良好的呈色作用和抗氧化作用，并且能改善腌制食品的风味。但亚硝酸盐能与腌制品中蛋白质分解产物胺类反应形成亚硝胺，亚硝胺是一种强致癌物，腌制食品中亚硝酸盐的存在是主要的潜在危害。而且，研究发现，在怀孕期间吃腌制食品，会导致流产、早产等情况出现，甚者还会造成胎儿畸形。

一定有很多人都知道腌制食品不能吃，不过，大部分人肯定是奉行着“知道是一回事，做到是另一回事”这个思想继续吃腌制食品，但是现在，准爸爸准妈妈们是不是得考虑要彻底戒掉了？

菠菜通便，含铁丰富，但是也不能多吃

大家都认为菠菜含有丰富的铁元素具有补血的功能，但其实菠菜含铁并不多，而是含草酸多，孕妇是不能多吃的，因为草酸会影响锌和钙的吸收，这与备孕、怀孕期间的需求刚好相悖，备孕、怀孕期间是需要大量的钙和锌的，不然会影响胎儿发育。

怀孕是一件辛苦的事情，怀孕期间有诸多禁忌，一切都是为了孩子。父爱

如山，母爱如海，这世界上没有人会毫无保留、没有理由地对你好，如果有，那就是我们的父母。

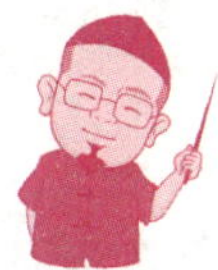

9. 有 HPV 感染、阴道炎、盆腔炎、宫颈病变，能不能同房？能不能要孩子

不知道大家对 HPV 了解多少，大部分人对这个缩写很陌生。HPV 指人乳头瘤病毒，能引起人体皮肤黏膜的鳞状上皮增殖，表现为寻常疣、生殖器疣（尖锐湿疣）等。对，这是一种病毒，并不是一种病。它的生命力很强，能够忍受干燥并长期存活，不过在经过加热或经福尔马林处理后，即可灭活，所以高温消毒和 2% 戊二醛消毒可以对付它。HPV 能引起许多病，主要是性病。说到性病，可能大家都会心头一惊，自然而然会联想到艾滋病。性病确实很可怕，不过只要洁身自好一般都不会感染，当然也不是说所有的性病患者都不是自尊自爱的人，一部分人感染得比较冤枉。为什么这么说？看看它的传染途径您就明白了。

什么情况下能与 HPV 碰面

怎么样才能撞见这种病毒呢？途径主要有五。

①性传播。这个就不用多解释了吧，和患性病的人性交还不注意做好安全措施，不戴安全套，只知埋头苦干，那就惨了，现在谁不知道性病的主要传播途径之一就是性交。

②母婴传播。这个也是大家熟知的传播方式，HIV 也可以这么传播。胎儿出生时经过母亲的阴道，与母亲的阴道亲密接触，或者在出生后与母亲亲密接触，造成感染。刚出生的婴儿都会被祸害，这也是很悲哀的一件事了。

③间接感染。这个范围就比较广了，接触日常生活用品都会传染，比如内

裤、浴巾、浴盆、床单、便器等。

除去这些，假如女性穿一件内裤时间过久，外阴清洁工作又不好好做，就容易患霉菌性阴道炎或滴虫性阴道炎。另外，当因为其他感染导致的白带增多等情况出现时，局部的浸渍、潮湿便为乳头瘤病毒的接种、滋生繁衍提供了有利条件。所以，讲究卫生是避免与 HPV 碰面的好办法。

④医源性感染。医源性感染指的是在医疗机构获得的感染，包括在医院内感染但是在医院外才表现出症状的感染，不包括在入院前已经获得的感染或在医院外获得但在医院内才表现出症状的感染。比如用激光治疗尖锐湿疣时，产生的烟雾中就有 HPV 存在。再者，如果医务人员在治疗护理时防护不好，会造成自身感染，HPV 还会通过医务人员传给患者，简直防不胜防。

⑤亲密接触。不只是同房会被感染，接吻也会被感染。HPV 能引起尖锐湿疣，如果患者患有外生殖器或肛门尖锐湿疣，用手接触尖锐湿疣后，可通过手感染黏膜组织。所以，如果口腔黏膜感染尖锐湿疣，那么，伴侣间的接吻也可以传染 HPV 病毒。大家要小心咯。

感染 HPV 后，最好不要同房，HPV 是一种感染性很强的病毒，所以感染 HPV 后能不同房就别同房。还会有人问，避孕套不行吗？不是说避孕套可以阻隔病菌吗？避孕套确实可以阻隔病菌，但是大家不要把避孕套想得太神了。

避孕套主要功能是避孕，它也确实可以辅助避开病毒，但大家需要明确一点，避孕套并不能完全有效避开病毒，只是对病毒有一定的阻隔作用。市场上的避孕套多用天然乳胶作为材料，天然乳胶的自然裂缝在 5000~70000 纳米之间，足以阻挡直径为 5000 纳米的人类精子头部，但艾滋病病毒的直径仅为 120 纳米，人类乳头瘤病毒直径在 45~55 纳米之间，乙肝病毒中大球形颗粒直径为 42 纳米。各种病毒的体积，远小于天然乳胶的自然裂缝，即便是正确使用避孕套，还是有可能感染上性传播疾病。所以，如果感染了 HPV，最好不要同房。即便是有避孕套护体，也还是不能完全阻隔 HPV。

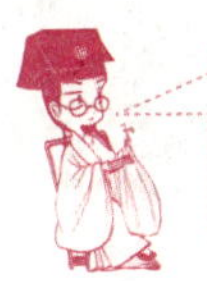

中医调节也可以帮助清除HPV，绝大多数并不影响怀孕，反而是做了利普刀、锥切的患者破坏了宫颈结构，影响自然受孕。

女性最常见的妇科病——阴道炎

嗯，在妇科病里，阴道炎算是出镜率比较高的了，阴道炎就是阴道的炎症，是导致外阴阴道症状如瘙痒、灼痛、刺激和异常流液的一组病症。其实阴道是有自我防御、自我清洁功能的。

小时候，阴道有阴道瓣守护，成人后，阴道防御力增强，再加上阴道前后壁是紧贴的，而且阴道上皮细胞在雌激素的影响下的增生和表层细胞角化，会使阴道酸碱度保持平衡，进而使适应碱性的病原体的繁殖受到抑制。但是宫颈黏液是呈碱性的，所以，当阴道的自然防御功能受到破坏时，病原体更容易入侵，导致阴道炎症。菌群也是阴道功能正常的关键之一，正常情况下阴道中有需氧菌及厌氧菌寄居，这是正常的阴道菌群。任何原因将阴道与菌群之间的生态平衡打破，也会导致阴道的疾病。阴道说强也强，说弱也弱。

阴道炎主要是由微生物引起的，临床上最常见的是细菌性阴道病、念珠菌性阴道炎、滴虫性阴道炎、老年性阴道炎及幼女性阴道炎。

①细菌性阴道病。因为阴道正常菌群是乳杆菌，所以患细菌性阴道病时，多数是由阴道内乳杆菌减少而加德纳菌及厌氧菌等增加所致的内源性混合感染。

②念珠菌性阴道炎。念珠菌性阴道炎有80%~90%的病原体都是白假丝酵母菌，喜欢酸性环境。妊娠、糖尿病、大量使用广谱抗生素、着紧身化纤内裤、肥胖者等都是念珠菌性阴道炎的高危人群。

③滴虫性阴道炎。滴虫性阴道炎主要是由寄生虫——阴道毛滴虫引起的，不要被“阴道毛滴虫”这个名字所迷惑，虽然它叫阴道毛滴虫，但是它也能感染男性生殖器，要小心啦。

④老年性阴道炎。因为衰老，女性体内的雌激素水平降低，阴道萎缩，黏膜也变薄，阴道 pH 增高，局部抵抗力降低，进而使其他病菌获得可乘之机，过度繁殖，或大举入侵，从而引起炎症。

⑤幼女性阴道炎。此病多是由于幼女外阴发育差、雌激素水平低或是阴道内异物造成的，造成此病的病原体一般是大肠埃希菌、葡萄球菌、链球菌等。

虽然阴道炎比 HPV 感染轻许多，但还是不能行房事。否则，一方面会导致炎症感染加重。因为在行房事时，抽插的动作所产生的摩擦会使阴道充血进而使炎症加剧，所以阴道炎是禁止性交的。而且阴道炎会引起阴道充血、白带增多、下身瘙痒、灼痛感等症状，想来也不会有人想要性交吧？另一方面是会引起交叉感染，这是最主要也最重要的原因。就像上文中说的滴虫性阴道炎，它是由阴道毛滴虫引起的疾病，不过，它虽然叫阴道毛滴虫，但它也是会感染男性的啊。其他的病原体所导致的阴道炎也会感染男性，所以会造成交叉感染。伴侣双方都被感染，而有的男性被感染后没有明显的症状，结果，女方可能一直治不好，也可能治好后又被感染了。如果男性的病症一直没被发现，那就将形成一个恶性循环。所以，无论如何，患有阴道炎，为了你和伴侣的健康，就不要同房了。

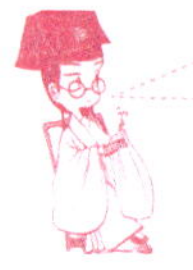

如果出现外阴瘙痒，这个外洗方效果好：蛇床子 9 克，五倍子 9 克，苦参 9 克，黄柏 9 克，苏叶 3 克，每天早晚煎汁外洗。可以清热燥湿，祛风止痒。

盆腔炎：我比阴道炎厉害

盆腔炎发病率没有阴道炎那么高，但是盆腔炎却比阴道炎要严重一些。盆腔炎具体是指女性生殖器官、子宫周围结缔组织及盆腔腹膜的炎症，一般是由于微生物逆行感染通过子宫、输卵管进而到达盆腔所致。常见的症状是下腹痛、发热、阴道分泌物增多等，这些症状一般在性交后会加重。唔，似乎把重点已经点出来了，下面我们就谈谈盆腔炎的成因。

①流产后或生产后感染。孕妇生孩子或是打掉孩子都是非常伤身体的行为，在产后或流产后女性的身体处于非常虚弱的状态，宫颈口流出恶露，不能及时关闭，或是因为分娩造成的产道损伤，抑或是由于胎盘等组织残留物，还有产后过早的性生活，都会使病原体侵入宫腔。另外，一部分人由于流产时阴道流血时间过长，也会造成感染。和生产相似的是，在流产过程中，如果也有一部分组织残留在宫腔没有彻底清理干净，同样会造成感染。所以，生产和流产都是有风险的行为，但是我也不能因为这个就禁止大家生孩子或流产。

②宫腔内手术操作感染。有一种东西叫作节育环，大家应该都听说过，可以放进子宫，也可以通过手术取出来，如果放进或取出时操作不当就会造成感染，宫腔内的手术也不止这一项，像刮宫术、黏膜下子宫肌瘤摘除术、子宫输卵管造影术，包括宫腔镜检查等都会有感染的可能。不过也不全是操作的问题，如果患者在术后不遵循医嘱或不注意卫生，也会造成感染。

③例假期间不注意卫生。我们都知道例假期间是女性阴道防御力比较弱的时候，卫生巾也需要经常更换，不能一张卫生巾用到底，如果使用卫生巾不注意卫生，细菌感染的可能性也是非常高的，例假期间也不能进行性行为，“浴血奋战”并不是一个好主意，这会伤害到你的伴侣。

④除去以上三点，还有其他两种比较简单粗暴的感染，一种是邻近器官的感染直接蔓延到宫腔，城门失火，殃及池鱼；另一种说不上是感染，就是慢性盆腔炎的急性发作。

要想远离盆腔炎，除去一些不可抗因素外，我们自身一定要爱护自己，保持卫生。

那么有盆腔炎能不能同房？不可以。

盆腔炎一般会有盆腔积液，盆腔积液是一些炎性渗出物，如果不加以干预，以后会慢慢发展成囊性包块，还会慢慢长大，如果大到一定程度，就要采取手术摘除，单纯靠药物就不能治疗了。患有盆腔炎的女性如果同房会存在和阴道炎一样的状况，可能会造成交叉感染。另外，如果强行同房，不注意卫生的话，病情加重就是必然发生的事了。所以，最好不要同房。

可能也有人会说，同房的话男方轻一些，注意卫生不就好了？这个也要看女方的感觉了，女方如果在性交过程中感到疼痛，就必须中止性行为，而且也必须注意卫生。最重要的是，进行性行为必须在女方病情稳定、恢复较好且女方同意的情况下才能进行。

宫颈病变：我是压台出场的，但我比较害羞

宫颈病变包含的病症比较多，炎症、囊肿、肿瘤，以及各种损伤等都是宫颈病变。最严重的就是宫颈癌，前期没有特别明显的征兆，最好的办法是定期检查。宫颈的病变多是由于分娩、流产或是其他手术后细菌感染引起，其发生与 HPV 感染有关。所以，大家应该能明白，和阴道炎、盆腔炎一样，宫颈病变最好不要同房。

宫颈病变的主要表现有白带增多、外阴痒痛、下腹及腰骶部疼痛、排尿困难、尿频及不孕。当出现这些症状时，就要去医院一趟了，在治疗期间不要同房，而且由于疾病带来的疼痛，女方应该也没有心情同房。

总之，男女双方任何一个人如果有生殖器方面的疾病，治疗是最主要的，等治好后再尽情地享受鱼水之欢吧，治疗期间最好不要随便同房，可能会给你带来很多不必要的痛苦。

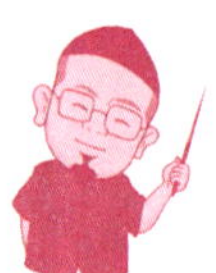

10. 为什么越补越不容易怀孕

说到补品，大家应该能想到很多东西，什么人参、阿胶、海参、鹿茸、燕窝、冬虫夏草等。财大气粗的大有人在，挥金如土的人也不在少数，但是补

品并不是越多越好的。我们先来明确一下补品的定义，补品是补充人体所缺乏的营养物质、提高人体抗病能力、消除虚弱症状的物品。身体缺乏某种必需物质后身体会变得虚弱或更容易患病，食用补品后，能改善身体虚弱的状况，也能加快病人的康复速度。需要注意的是，补品是针对身体虚弱和患病之人而存在的，身体健康的人是不需要补品的。

难道补品还会害人？对。正常人过多食用补品，不仅不会补身体，反而会伤身体。

以人参为例。人参性温，能大补元气，对于身体虚弱或大病初愈的人来说是比较好的，但是正常人过多服用人参，会出现胸闷、肺热、咳喘甚至咯血等症状。女性也不该多吃人参，过多的人参会使女性内分泌失调，还会出现血崩或闭经等症状，这不是没病找病么，月经都乱了，还指望要孩子？小孩子更不应该随便吃人参，相当于揠苗助长，百害而无一利。孕产妇也不能碰人参，人参对神经系统具有兴奋作用，大剂量时反而有抑制作用，会出现失眠、烦躁、心神不宁的症状，对孕产妇很不利。

再说说鹿茸，鹿茸非常贵重，是指梅花鹿或马鹿的雄鹿未骨化而带茸毛的幼角，性温，是壮阳补肾、益精补髓、强筋健骨的一味中药，药能乱吃吗？鹿茸适合特定人群吃，分别是中老年人怕冷阳虚者、性功能衰退者、疲劳过度的中青年人及中年妇女，其他人群不合适食用鹿茸，有些人服用鹿茸后，会鼻出血、牙龈出血、头痛甚至晕厥。服用鹿茸后最严重的不良反应就是胃肠道反应，一般表现为上腹部疼痛、恶心、出冷汗，严重时甚至会引起上消化道出血，还会引起过敏、面色苍白、心慌、气短、胸闷、大汗淋漓等，最为严重的情况就是发生休克，进而死亡。吃补品本想着是补身体，结果身体没有补好，反而被补品搞坏了，得不偿失。

人参、鹿茸是大补之品，那阿胶总可以吃了吧？阿胶也不是随便吃的，它有一定的禁忌，不过不良反应目前还没有明确，脾胃虚弱、呕吐泄泻、腹胀便溏、咳嗽痰多的患者要谨慎食用，孕妇、高血压、糖尿病患者也不能擅自吃阿胶，需要在医生的指导下才能食用。所以，尽管阿胶不像人参、鹿茸那样危险，但还是不能随便吃。

通过对这几样经典补品的“拆台”，大家应该能明白为什么补品是不能随便吃的了。补品吃对了是补品，吃错了是毒品。补品并不像我们传统认知的那样，适合每个人，是过年送礼的上好选择什么的。从某种程度上来说，补品也是药，而药是不能随便送的，自然也不能乱吃。

不仅补药不能乱吃，一些营养丰富的食物也不能多吃，否则会导致营养过剩，当代人吃得好动得少，本来营养就已经不缺乏了，还要硬往身体里塞营养，肥胖、高血压、高脂血症等一系列问题不来找你找谁？这本来是想补身体，结果反倒吃出一身病，得不偿失啊。总之，备孕的根本是要调理好气血，而非单纯蛮补，补错了反而气血壅滞，不利于怀孕。这个年代，除了偏远山区的孩子依旧存在营养不良的问题，普通乡镇及省市基本不存在这种问题了，过量食用高营养食物不仅不会补身体，还会伤害身体，这就是我们常说的物极必反，祸福相依啊。

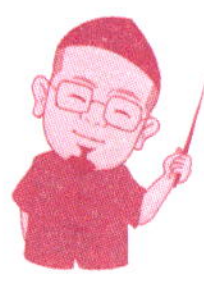

11. 怀孕了能不能同房

怀孕后有两个时间段是不能同房的。一是怀孕早期，也就是怀孕前三个月，这段时间不能同房，如果同房会导致流产。因为在前三个月，胎盘还没有形成，小小的胚胎与子宫的联系不够紧密，外来的刺激容易使子宫收缩，造成流产。二是怀孕晚期，也就是怀孕的后三个月，孕期后三个月同房极易导致早产。此时几近临盆，宫颈口为了迎接宝宝的到来会变松，如果进行性生活同样会刺激到子宫，子宫肌肉收缩，你的宝宝会被你提前唤醒，降临人世，不要以为这个很好玩，你的宝宝会在保育箱里待很久，体质也会比足月儿弱一些，以后可能会恢复，但是谁愿意冒这个险呢？而且宫颈口变松也就意味着细菌更容易入侵，如果不注意卫生，子宫会受到感染，可能会发生胎盘早剥和胎膜早破。大家看过《行尸走肉》吗？非常有名的美剧。里面的主角之一玛丽怀孕后，某一天突然腹痛难忍，脸色苍白，冷汗直流，路都走不成，隔着屏幕都能感受到疼痛。玛丽最后得到了救助，她就是因为胎盘早剥才出现那样的状况。所以，为了妻儿的健康，前后三个月，准爸爸都不能动准妈妈。孕期的中间三个月，在身体状况稳定的情况下，是可以碰准妈妈的，但是必须有节制！最最关键的一点，就是妻子的身体状况，如果妻子的状态稳定，那么这些自然可以接受，如果状态不稳定，那就忍一忍吧。

怀孕对于一个家庭而言是一个大的转折点，大家会品尝到这个名为“人生”的盛宴中的新滋味，为了宝宝，为了自己，为了这个家，记得好好照顾自己和未出生的宝宝。

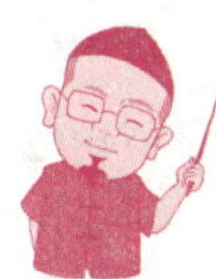

12. 中医调男女、双胞胎靠不靠谱

记得小时候，家里有一个特别小的泛黄且破旧的本子，上小学后认了字，拿着那本子左看右看，记得前面几页是《周公解梦》，后边有两个表格，上面标注了日期，还有许多其他内容，当时可不觉得它有什么神奇之处。现在想来，那个表格上写的是生男生女的日期，特定日子怀上的就会是特定的性别。现在还挺想再看一眼那个破旧的本子，那泛黄的色彩给人一种很神秘的感觉，如果能重新得到那个本子，也好看看究竟是神奇的预测还是胡编乱造。不过，因为后来搬家了，那个神秘的小本子也就不知归于哪片土地了。

都说人类是万物之灵，可是自然界中有许多动物就非常神奇。一些动物的卵可以随温度的改变而改变性别。比如两栖类中，蛙是有性染色体的，为 XY 型。蝌蚪在 20℃时，性别按其性染色体的构成正常分化。但在 30℃时，不论其性染色体是 XY 型还是 XX 型，都会发育为雄蛙。在爬行类中也是如此，如扬子鳄和密西西比鳄，这两个物种的卵在不同的温度下，可以发育为不同的性别。当温度小于等于 30℃时，卵发育为雌体；当温度在 34℃及以上时则发育为雄体。不仅是鳄鱼，乌龟也可以。乌龟的卵在 23~27℃会发育为雄性，而在 32~33℃时则发育为雌性。所以当乌龟的卵产在不同高度的海岸线或河岸时，由于温度不同，孵出来的小乌龟的性别自然也会有差异。为什么会有如此有趣的差异？目前认为，可能是由于温度对两栖和爬行动物雌、雄激素的合成有直接的影响。其实植物中也有这样的现象，在此不多举例。动物和植物如此神奇，可是万物之灵——人类的胎儿却不会因为外界的温度而改变自己的性别，不过，想来也是万幸，不然就太可怕了。想想整个高纬度国家都是男性或女性，或者赤道地带都是一个性别，那这个世界还真是挺无趣的。

很多人相信中医是可以调男女的，要男要女几个方子的事儿。听起来似乎很神奇啊，但事实果真如此吗？不如我们来看看人类的性别是由什么决定的吧。大家都知道，人类的染色体有 23 对，22 对常染色体，剩下的一对就是决定性别的性染色体了，男性是 XY，女性是 XX。而受精卵，则是由精子和卵子结合而成，精子可以携带 X 或 Y 染色体，但所有卵子所携带的都是 X 染色体。换句话说，人类的性别，其实是在受精的时候就已经决定了。如此一来我们就都清楚了，如果是带着 X 染色体的精子和卵子结合的话，那生出来的自然会是个小千金；如果是一个带着 Y 染色体的精子和卵子不期而遇，那出来的肯定是个小少爷。

还有一些人迷信民间偏方，相信吃一些偏方能生出来男孩儿，这就更不科学了。有的偏方的确能治病救人，但是也针对特定的病症，而有的偏方毒性很大。小时候看过一个电视剧，男主角想壮阳，听信了邻居的偏方——吃蚂蚁，于是男主就抓来一些蚂蚁，研成粉末，“咕咚咕咚”灌了一大碗水把粉末吃掉了，结果中毒住院。医生说，蚂蚁的确能补肾益精，有治疗阳痿遗精的作用。但是因为当地的蚂蚁种类特殊，带有毒性，所以不能乱吃。

不过，中医还是有其神奇之处的。曾经听老师说过，自己有一位老师（老师的老师），是一个厉害角色，可以凭借受孕的日期推算出是男是女，据说非常准确，几乎没有失误。而且，正如我开篇所说，我儿时看到的那个神秘的小本子后边的表格，也是通过日期推算男女。不得不说真的很神奇。但当时在课堂上老师也没有多说什么，只是炫耀似的向我们表明他有一个非常厉害的老师。

中医调男女肯定是不行了，有的医院或医生向外宣扬说自己能调男女，多半也不是真的，估计自己也没有非常大的把握。既然调男女没有希望，那么，双胞胎呢？

什么是双胞胎？其实就是胎生动物一次生下两个个体。通常情况下，妇女每月排卵1次，有时因某种原因同时排出两个卵细胞并同时受精，就产生了两个不同的受精卵。这两个受精卵各有自己的一套胎盘，相互间没有什么联系，叫作异卵双胞胎，这种情况下，产妇将生出两个婴儿。他们比较相似，而且往往是异性的。这种异卵双胎比较多见，并且与遗传基因、孕妇的年龄及孕妇的生产次数有关。还有同卵双胞胎，就是指两个胎儿由一个受精卵发育而成，同卵双胞胎一般在相貌、行为、性格上都非常相似，有时候连自己的父母都难以分辨。双胞胎还有“双胞胎史”，就是说，如果你和你的爱人其中有一方的上一代里有生出过双胞胎的，那么你们这一代生出双胞胎的概率也会增加。

已经怀孕的话肯定不能再通过外力调双胞胎，那么是否有可能通过吃药排出两个卵子呢？

现在倒是有促进排卵的药，比如调经促孕丸，这种药能够补肾健脾，养血调经。主要用于脾肾阳虚、瘀血阻滞所致的经血不调、闭经、痛经、不孕，症见经期后错，经水量少，有血块，行经小腹冷痛，经水日久不行，久不受孕，腰膝冷痛。吃起来挺麻烦的，但是这种药主要是针对那些排卵障碍或不排卵的人群，正常女性是不能乱吃的。

克罗米芬也一样，又叫多子丸，同样是促进女性排卵的，但是正常女性依旧不能服用，如果健康女性擅自服用这种药物，可能会导致卵巢早衰、提前绝经，出现卵巢过度刺激综合征的概率也会大大增加。克罗米芬的适用对象是不孕症妇女中有排卵障碍或不排卵，以及因月经不调导致不孕的少数人群。可即便是病人，也需要按照医嘱吃药。不否认，不孕症患者在医生的指导下服用这类促排卵药物后，一个月的确可以排出两个以上的卵子。运气好的话，这些卵子会遇到自己的"命中精子"，与之结合后就会形成多个受精卵，发育为多胞胎。

这样看来，吃药调双胞胎并非不可能，但是药物的使用对象受到了极大限制。而且，不是所有人都能在服药后顺利排出多个卵子，也不是所有卵子都有机会与精子相遇，这都是小概率事件，就像是吃鸡蛋遇到了双黄蛋一样。

有人说可以打排卵针，但是打排卵针其实和吃排卵药没什么区别，就像你发烧吃退烧药和打退烧针是一样的——目的一致，方法不同而已。排卵针对女性身体伤害也很大，排卵针是为了让卵泡快速成熟从而排出卵子，但这么做无异于揠苗助长，正常女性一个月只排一个卵子，少数情况下会排出两个。需要提醒的是，生双胞胎和生独生子的概率是 1：89，也就是说 90 个怀孕的女性里，有一个会生出双胞胎，所以排双卵生双胞胎这种事不可强求。如果长期使用这种药物会过度刺激卵巢，易患卵巢囊肿，严重者会患上卵巢肿瘤，正规医院对这种药物掌控非常严格，没有专业医生的指导是绝对不能乱用的。

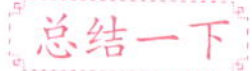

说了这么多，大家应该都清楚了，生双胞胎这种事可遇不可求。遇到是福气，错过是运气，生一个两个都是自己的亲骨肉，没有必要那么纠结，希望准爸爸准妈妈们都能遇到自己的"小幸运"。

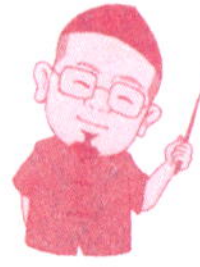

13. 大龄备孕要注意什么

生孩子这种事儿，不能趁早不能趁晚，得赶个刚好才行。不知大家认为最适宜怀孕生子的年龄是多少？不能太早，20岁之前肯定不行；不能太晚，30岁之后也不行。最适宜的年龄是23~30岁，这个年龄段的女性备孕生子最好。

21世纪初之时，曾经报道过一个早婚早育的村子，村子里有许多年纪不到50岁但却已经四世同堂的女性，采访画面中的那个大婶一脸的自豪，但这只是一部分幸运儿而已。采访里还有一位大婶，开了一家拍婚纱照的小店，她指着婚纱照里的一个年轻姑娘说，这个女孩子16岁就结了婚，18岁生孩子，但是难产死掉了。因为18岁的她身体还未完全成熟，可却怀上了双胞胎，最终难产去世，留下来两个刚出世的娃娃和一个自己还是孩子的父亲。这是那个村子里的常态，也许直到现在那个村子也还是延续着早婚早育的传统。太早生孩子对自己身体的影响不容小觑，那么，晚一些呢？这个嘛，得看究竟多晚了。

我们必须先清楚一点，一般过了35岁再怀孕，就已经算是大龄孕妇了。35岁及以上怀孕的女性，本身就面临着许多风险，像容易流产、产程延长、难产、胎儿早产、胎儿发育迟缓等。其次，女性的卵子数量，是在娘胎里就决定了的，一出生，卵子的数量就是一个固定值，再也不会增加，也就是说，卵子排出一个就少一个。而且，随着年龄的增加，卵子质量会越来越差，卵细胞会衰老，卵子染色体会衰退，一些遗传疾病的发生概率也大大增加。所以，卵子质量最好的那几年，就是23~30岁，这个时间段出生的孩子，健康状况与智力发育水平都是比较好的，这才是真正赢在了起跑线上。不过，这么说也太过绝对，现在老来得子的人也不少，而且，那些孩子们的健康状况和智力水平都是正常的，并未有太多意外情况发生。话虽如此，但依旧不能掉以轻心，不论是孩子，还是准妈妈，只要过了那个年龄的界限，都是值得密切关注的。

那么，为了得到一个聪明健康的宝宝，大龄产妇应该注意些什么呢？

先别太着急怀孕，记得体检

大龄产妇年龄过高，所以，在准备怀孕前就应该做各项身体检查，确保身体健康。如果产妇本身有高血压、糖尿病，或是肝肾等疾病，应该控制好甚至是治愈后再做打算。身体不好的话是不建议怀孕的，怀孕并没有人们想象中的那样简单，孕妇个人要承担很多风险，大龄孕妇的风险则要更多。所以，确保身体健康，状态稳定，没有重大疾病后，再考虑怀孕的事哦。这么做不仅是为了你，还有你将来的孩子。

充分的营养

大龄产妇应该注意维生素与矿物质的补充，其中比较关键的就是补充叶酸，补充叶酸可降低胎儿出生畸形或患有遗传疾病的概率。母亲在孕前服用叶酸一个月以上，即可将发病率降低至50%左右。富含叶酸的食物有很多，像西红柿、胡萝卜、蛋类、黄豆等都是补充叶酸的“好手”。许多水果中也有许多富含叶酸的“能工巧匠”，如橘子、桃、草莓、葡萄、香蕉等，它们都是补充叶酸的一把手。另外，胚胎在发育初期需要足够的锌，所以，还要多吃动物肝脏、花生、鱼、蛋、奶、肉等食物。其实近视的人也缺锌，所以如果家里有近视的亲人，记得也要多吃一些富含锌的食物。

良好的生活习惯

这一点其实人人都应该遵守。

良好的生活习惯能够保证人体得到充分的休息；不吸烟，不喝酒则是保证人体机能可以正常运行。常人需要知道这一点，孕妇更需要，而大龄孕妇，就必须得清楚并且严格遵守这一点。我们都知道，生孩子是一件非常耗费体力的事，在产房里，护士都是拿着红牛饮料一瓶瓶地灌，因为分娩对于任何一个孕妇来讲都有可能是一场持久战，过于久的生产时间、一阵阵的疼痛等都会消磨孕妇的意识和力气。可是，备孕怀胎，难道只有分娩这一刻是辛苦的吗？生过孩子的都知道，不仅分娩累，怀胎十月更是折磨人，年轻孕妇尚且经不起折腾，遑论高龄孕妇呢？所以，大龄孕妇除营养外最需要注意的就是休息，而充足的休息，自然来源于良好的生活习惯，不熬夜、不吸烟、不喝酒。但是归根结底，要想休息得好，睡眠必须好。

睡眠是生存的必要条件，它占据了人生三分之一的长度。但它并非是在浪费你的时间，要知道，睡眠能帮助人们恢复体力和脑力，并能舒缓压力，增强记忆力，从而保持身体健康。此外，良好的睡眠还能提高人的免疫力。所以，大龄孕妇的睡眠时间可不能少，每天必须保证有8~9小时的充足睡眠，中午也要有半个小时到一个小时的午睡时间。为了宝宝，也为了孕妇自己，好好睡觉吧。

别让小事打扰自己的心情

怀孕的女性常常因为有了孩子致使情绪变得很微妙，可能会不知所措，可能会无缘无故想哭，可能会烦躁，可能变得易怒。怀孕前几月对身体的影响因人而异，一般不会有太大问题，所以很多女性往往会选择继续工作，但是工作压力是谁都避免不了的，这就会让怀孕中的女性变得更加焦躁。此时，准妈妈们应该选择适合自己的方式放松自己，比如听音乐，远眺，或者做一些其他事转移自己的注意力。调节心情，对即将到来的孩子及自己身份的转变做好充分的准备和认知，不要有太多无谓的妄想，只要以平常心对待就好。

避开污染

不管是不是大龄孕妇，都应该尽量避开环境污染。不只是自然界的环境污染，还有人类居住场所的污染，不要去刚装修好的新房子里去，也不要到人流量大的场合，甚至是工作环境也要加以改善，尽量避开所有污染源。如果怀孕期间接触到污染源而不自知，腹中的胎儿有可能会畸形或出现其他异常情况。

按时到医院检查

大龄孕妇因为年龄过大，流产、胎儿发育迟缓等问题的发生概率会大大增加，所以按时产检绝对不能忽略。而且，因女子至中年，其坐骨、耻骨、髂骨和骶骨的相互结合部基本已经骨化，形成了一个固定的盆腔，所以，大龄产妇在分娩时的危险系数就会增加，产程延长、难产等都是很常见的问题，除此之外还会有各种并发症发生，这些情况对于产妇来说都极为危险。不仅是产妇，产程延长对于胎儿而言也是致命性的。产程延长极易导致胎儿窘迫综合征的发生，轻者使胎儿的心脏、大脑缺血缺氧，甚至导致不可逆性的脑损伤，重者则会窒息死亡。所以，大龄产妇及其家人万不可松懈大意，应该及时主动与医生沟通，商定对策，定时检查，做到防患于未然。

女子怀胎十月已实属不易，大龄女性更是艰难，所以，如果你的身边有大龄孕妇，请保护好她，不要吝啬自己的关心，这个世界上每一个有勇气生产的妈妈都值得尊重。

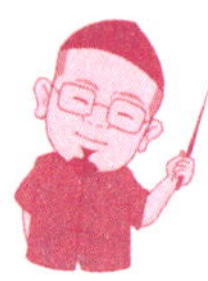

14. 怀孕时要不要戒烟酒

怀孕是指哺乳类雌性动物体内有一个或多个胚胎或胎儿的状态，胎儿的形成在子宫中由受精卵开始，受精卵细胞经过多次分裂，形成一个细胞团，慢慢变大，与此同时也进行着分化，一部分变成胎儿本身，另一部分用来为胎儿的生长发育提供营养。此时的孕妇，处于一种特殊的生理状态下，需要特别注意，生活中许许多多的事情都可能对胎儿有着不一般的影响，为了以最佳的状态来迎接宝宝的到来，作为准爸爸、准妈妈们必须知道哪些事能做，哪些事是对胎儿有伤害的。宝宝由受精卵进行分裂、分化再到发育为正常的胎儿并且成功分娩，需要 40 周，在此期间，需要母体与胎儿的共同配合。因此，怀孕期间准妈妈们应该以愉悦的心情、积极的心态来关爱自己、呵护宝宝。

众所周知，吸烟、喝酒无疑是有百害而无一利的，对普通人尚且如此，况且是对于怀孕期妇女这一特殊群体。

孕妇吸烟的危害

孕妇吸烟不仅指孕妇主动吸烟，也包括其被动吸入的二手烟。医学研究表明，被动吸烟危害更大，烟草中含有20多种有害物质，如焦油、一氧化碳、二氧化碳、氢氰酸、丙烯醛以及砷、铅、汞等对人体有害的元素。被动吸烟的人吸入体内的苯并芘（可致癌）是吸烟者吸入的六倍之高。中医也认为，烟酒会扰乱孕妇体内气血的运行，不利于备孕养胎。

怀孕期妇女吸烟可产生许多种危害：

①可能会导致畸胎：孕妇吸烟可能会导致胎儿DNA发生变异，对胎儿的发育造成不良影响，增加了胎儿发生先天性缺陷，如唇腭裂、肺部疾病、神经管畸形的风险。

②增加了流产、死胎的发生率：孕妇吸烟会引起子宫的收缩，增加了流产的风险。更危险的是也有胎死腹中的可能。其发生流产、死胎的概率更是不吸烟孕妇的数倍。

③可能会把宝宝提前“逼”出来：吸烟孕妇较不吸烟孕妇发生胎儿早产的发生率高，如果你不戒烟酒，你的宝宝可能就会受不了提前被你“逼”出来。包括二手烟，所以也要提醒准爸爸们，必须戒烟酒。

④胎儿发育迟缓：吸烟孕妇所产的宝宝通常会比正常宝宝小。孕妇吸烟会导致自身的血管收缩，因此输送给胎儿的氧气、营养物质也会减少，影响了胎儿的正常发育，即胎儿的发育会有所延缓。

⑤影响激素的分泌：怀孕期间抽烟会影响HCG（人绒毛膜促性腺激素）和孕酮值。

每包香烟的包装上都会写有“吸烟有害身体健康”，人尽皆知，但是很少有烟民能够真正戒掉。因其能给人带来愉悦感、提神解忧、缓解情绪。想必在我们的生活中多多少少也会见到过一些不负责的准爸爸、准妈妈们，在得知怀孕后仍旧主动或被动吸烟。但作为孕妇应该小心防范，否则后果很严重，你的小天使可能根本不会到来，这对于孕妇或者胎儿都是不能逆转的伤害。此时，你吸入的是烟，而对胎儿来说，吸入的就是“毒”。

孕期饮酒的危害

孕期饮酒也是一种会伤害到胎儿的行为。乙醇是小分子化学物质，极其容易通过胎盘进入到胎儿身体中。胎儿对酒精的耐受度很低，因为胎儿本身的体重很低，更重要的是因为胎儿的肝功能尚不完善，不能像成人一样将酒精快速且有效地代谢。其次，酒精的代谢产物——乙醛可阻止胎儿吸收葡萄糖和 B 族维生素，延缓胎儿生长发育，影响智力发育。对胎儿出生后的一些社会功能也会有不可逆的不良影响，表现为学习障碍、沟通障碍、记忆力低下、注意力和判断力异常。

因此怀孕期间喝酒可对胎儿产生多种危害，危害的程度与孕妇妊娠的时长、饮酒的量有关。

①影响神经系统发育：怀孕早期大量饮酒，胎儿大脑细胞分裂受阻，主要会影响神经系统的发育，会有一些结构上的畸形，如小脑畸形，小脑胼胝体、脑干发育异常，也会导致心脏、肾脏、肝脏、骨骼等多方面的畸形。怀孕最初 3 个月，是胎儿形成的重要阶段，在这期间饮酒，对胎儿的损害尤为严重。

②胎儿发育迟缓：怀孕中期大量饮酒，会出现胎儿生长发育迟缓的现象。

③会让胎儿患上肺系疾病：爱子如你，肯定不会让自己的孩子在腹中就罹患肺疾吧？怀孕晚期若是大量饮酒，是会出现这种情况的。而且危害不止于此，不仅会导致胎儿患肺系疾病，出生后亦会发生呼吸衰竭、呼吸困难等情况。此阶段为胎儿的生长高峰期，若是继续饮酒，将会有更为严重的影响，或许需要终止妊娠。

④胎儿酒精中毒：看看，真是不负责，孩子还没睁眼看看这世界呢，先让孩子酒精中毒了，你真的是认真怀孕的吗？若一次性大量饮酒，会导致胎

儿酒精中毒，严重的甚至会导致胎死宫内。酒精综合征就是指摄入酒精所导致的胎儿异常，酒精会对胎儿的各个器官系统都有影响，胎儿会出现一些特殊面容，眼睛小，人中较为平滑，上唇薄。发育缺陷、体型矮小、智力障碍等对宝宝都是不可逆的损伤。

为了能以最好的状态来迎接一个新生命的到来，准爸爸、准妈妈们应该克制自己，戒掉那些坏习惯。因此，怀孕后应该戒烟戒酒。这是对自己负责，也是对孩子负责！

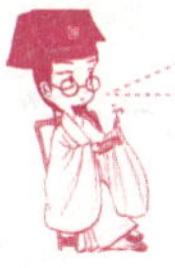

《心理学与生活》这本书中就讲到以上一些情况："母亲在怀孕的前两个月中饮酒，则有可能导致婴儿面部的畸形。怀孕期间抽烟也会使胎儿处于危险之中，特别是在怀孕的后5个月抽烟。怀孕期间抽烟增加了流产、早产和婴儿体重过轻的危险。事实上，怀孕期间被动抽烟的妇女也一样更有可能生出体重过轻的婴儿。"

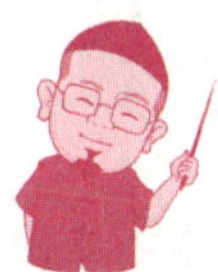

15. 怀孕了哪些药可以吃哪些药不能吃

怀孕是一件苦差事，很多地方不能去，很多游戏不能玩，很多美食不能吃，甚至连病都不敢生，大多数时候，有病只能硬扛。怀个孕，竟然都把自己熬成苦行僧了。怀孕真的这么敏感？那什么药能吃，什么药不能吃呢？

来自西药的警告

怀胎十月是比较清苦的一段时期，吃喝住行全被限制，这住与行被限制还可以接受，可是连吃喝都限制了，对于大部分孕妈来说可真是晴天霹雳，没办法，毕竟我们是即将成为伟大母亲之人，自己选择的路，爬也要爬完。可是，这怀孕是真折磨人，不仅不能吃好吃的，连难吃的都被限制了。

孕妈们虽然在怀孕之前已经确定自己的健康状况，但是这十个月谁都不能保证会一帆风顺地度过，一个不小心就会感冒发烧。如果是轻微的感冒，那么不必担心，孕妈们只需要多喝热水，保证充足的睡眠与良好的作息，还可以出门去环境优美的地方散散步，呼吸一下新鲜空气，如此一来，感冒症状就会自行缓解消失。但是如果症状严重，例如头晕、咳嗽、呼吸困难等，那就必须及时去医院寻求医生的帮助，因为每个孕妈的身体状况不一样，对药物的过敏情况也不一样，所以，如果孕妈们感冒比较严重，就不要拖延，直接去医院。

发热比感冒要严重一些，所以即便是轻微的发热也不能与轻微的感冒一样处理，毕竟二者性质是不一样的。发热虽然看起来是小毛病，但是引起身体发热的情况有很多种。在医院里，一些病人因为不明原因的持续高烧，最终离世，医生们直到病人死亡都找不出身体发热的原因。并不是医生无能，而是发热真的没有那么简单，尤其是毫无征兆的身体发热。所以，如果孕妈们真的感冒发热，就别扛着了，去医院咨询医生吧。

怀孕期间，西药最好少碰，除非是有遵医嘱，否则自己就别抱着侥幸心理吃西药了。西药有很多禁忌，比如抗生素。

抗生素分为四环素、青霉素、红霉素、氯霉素、磺胺类、喹诺酮类药物等，其中，四环素类、链霉素及卡那霉素会导致胎儿先天性耳聋及肾脏损害；而氯霉素则会抑制胎儿的骨髓造血机能，造成新生儿肺出血等情况发生；磺胺类药物则会导致胎儿畸形，也会导致新生儿黄疸。抗生素对于腹中的胎儿来说，的确危险，所以，如果孕妈们想使用抗生素，最好是详细咨询医生，得到医生的专业回答后再考虑服用哦。

除了抗生素，阿司匹林大家肯定也不陌生，这是一种常见的解热镇痛药，可治疗感冒、发热、头痛、牙痛、关节痛、风湿病，还能抑制血小板聚集。但这种常见的药孕妇也应该避开，因为阿司匹林会导致胎儿骨骼、肾脏及神经系统的畸形，畸形部位与胎儿发育过程中某一器官的形成有关，为了胎儿的健康，这一种常见药也别碰。

激素类的药物也不能碰，诸如肾上腺皮质激素等，这些药物会导致宝宝畸形，如果不想生出一个唇腭裂的孩子，还是不要碰激素的好。

如果母亲患癌症的话，要孩子的风险还是挺大的。抗癌药的使用极易导致流产、死胎的出现，即便胎儿有幸降生，也会有多发畸形。所以，如果母体有癌症，最好还是不要让自己和未来的孩子受这种苦了。

另外，巴比妥类药物也要禁用，巴比妥类是镇静催眠药，这种药物的使用会导致胎儿手指脚趾短小、精神萎靡，甚至鼻孔通连。所以，为了有一个活泼可爱的宝宝，孕妈们可要注意了。

最后，怀孕期间，减肥药最好也别吃，不过孕妈们一般都不会犯这种错误，普通人群服用减肥药还会有未知的风险，更何况是怀孕的母亲呢？虽说怀孕后肚子确实会大很多，但这是因为你的肚子里有一个生命正在孕育啊，有谁会不清楚这种事呢？

中药是带刺的玫瑰

因为大多西药会造成胎儿流产、畸形等，所以中成药成了大多孕妈的心头好。可是，中成药也没有大家想象的那样“温顺”，其实它也有暴躁的一面。

中草药已传承上千年，是我们中华民族的宝贵财富。而中成药是以中草药为原料，经炮制加工制成各种不同剂型的中药制品，包括丸、散、膏、丹等各种剂型，是我国历代医药学家经过千百年医疗实践所创造、总结的有效方剂的精华。许多孕妈因为西药的副作用而对中成药青睐有加，但是不要被中成药美丽的外表迷惑，越是美丽，越是危险。

学习中药的时候，每个学生都必须把“十八反”“十九畏”牢记于心，除了“十八反”“十九畏”外，还有妊娠禁忌歌诀：

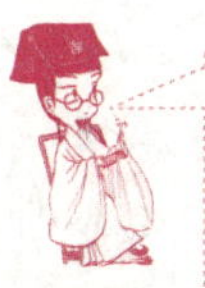

蚖斑水蛭及虻虫，乌头附子配天雄。野葛水银并巴豆，牛膝薏苡与蜈蚣。
三棱芫花代赭麝，大戟蝉蜕黄雌雄。牙硝芒硝牡丹桂，槐花牵牛皂角同。
半夏南星与通草，瞿麦干姜桃仁通。硇砂干漆蟹爪甲，地胆茅根都失中。

这首歌诀里涉及了蚖（原尾目昆虫统称，一类微小无翅昆虫）、斑蝥（毒性极大）、水蛭、虻虫、乌头、附子、天雄、麝香、雌黄、雄黄、硇砂、地胆（杜龙、青虹，又叫土斑蝥）等孕妇禁用药物。当然这歌诀里的药物也非完全禁用，有一些属于孕妇慎用药物，如茅根、木通、瞿麦、通草（一说等于木通）、薏苡仁、代赭石、芒硝、牙硝、朴硝、桃仁、牡丹皮、三棱、牛膝、干姜、肉桂、生半夏、皂角、生南星、槐花、蝉蜕等，孕妇不可擅自服用慎用药，但在医生的嘱咐下，可以放心服用这些药物。除去歌诀里的禁用药外，还有蟾酥、华山参、硫黄、干漆片、姜黄、王不留行、红花、枳实、苏木、虎杖、漏芦、凌霄花、射干、蒲黄、枳壳、冰片、禹余粮、常山、大黄、卷柏、番泻叶、郁李仁、草乌、白附子、菊三七等，都属于孕妇禁用或慎用药。如果要服用含有慎用药的中成药，最好仔细向医生咨询后再决定是否服用。

含有禁忌药物的中成药，如抗栓再造丸，因含有破血逐瘀的水蛭故而孕妇不能使用；再者，如冠心苏合丸、苏冰滴丸、安宫牛黄丸等因含有麝香这类醒脑开窍、芳香走窜的药物，故而孕妇禁用；驱虫类的药物因其本身含有毒性，故孕妇禁用。除去歌诀里提到的药物，还有许多中药是孕妇禁用的，如商陆、牵牛、蜈蚣、砒霜、土鳖子、马钱子、莪术、牛膝、千金子、益母草、天山雪莲、丁公藤、陆英等，含有这类药物的中成药也必须禁用。

从宏观上讲，清热类中成药如牛黄解毒片，因含有攻下力较强的牛黄所以孕妇禁用；泻下类中成药因为泻下力强，有损胎气，故孕妇禁用；理血活血类药物因其祛瘀活血的功效易致流产，所以孕妇也不能使用。此外，理气类、祛湿类、消导类、祛风湿止痹痛类中成药因服用后损伤胎气，容易诱发流产，也不能使用；以解毒消肿、化腐生肌为主要功效的疮疡类药物因与理血类含有相同的活血祛瘀、通络止痛的药物，如红花、桃仁等，极易引动胎气，导致流产，所以，此类药物，孕妇不得使用。

看，中成药也并没有我们想象的那般温和，孕妈这种特殊人群，必须避开中成药中的狠角色。

天官赐福，“百”无禁忌

怀孕期间并不是什么药都不能吃，前面我们讨论了孕妇禁忌的药物，除了禁忌之物，剩下的就是对孕妇和胎儿没有太大伤害的药品了，但是有的药对一个人是救命药，对另一个人而言可能就是毒药，全看个人体质。因此在服药前还是得咨询专业医生，并结合自己身体情况，再做打算。

胎儿畸形除了遗传因素外，大多还是药物的原因，美国食品药品监督管理局（FDA）根据动物实验和临床用药经验对胎儿致畸相关的影响，将药物分为A、B、C、D、X五类。

A类：是指妊娠前三个月用药，经临床对照观察未发现药物对胎儿有损害，亦未发现在随后的妊娠期间对胎儿有损害，如甲状腺球蛋白等。

B类：动物生殖实验未显示对胎儿有危害，但尚缺乏临床对照观察资料，或者动物生殖实验中观察到对胎儿有损害，但尚未在妊娠早期临床试验中得到证实，如青霉素，磺胺类药，丙磺舒等。

C类：在动物的研究中证实对胎儿有副作用（致畸或使胚胎致死或其他），但在妇女中无对照组或在妇女和动物研究中无可以利用的资料。药物仅在权衡对胎儿的利大于弊时给予，如氯霉素、异丙肾上腺素、吡嗪酰胺等。

D类：对人类胎儿的危险有肯定的证据，但尽管有害，对孕妇需肯定其有利，方予应用（如对生命垂危或疾病严重而无法应用较安全的药物或药物无效），如四环素类、苯妥英钠、氯磺丙脲等。

X类：动物或人的研究中已证实可使胎儿异常，或基于人类的经验知其对胎儿有危险，对人或对两者均有害，而且该药物对孕妇的应用，其危险明显大于任何有益之处。该药禁用于已妊娠或将妊娠的妇女。如己烯雌酚、沙利度胺、利巴韦林等。

根据这个风险等级分类，结合自己的身体素质，在医师的指导下，安全用药。孕妇是一个敏感而脆弱的群体，没有一个女人生而伟大，只是因为她们选择承担风险为人妻母，我们都应该保护好孕妈，孕妈更要自己保护好自己。希望每一个孩子都能平安降临世间。

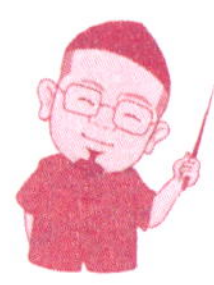

16. 桥本病患者能不能要孩子

提起感冒发烧，大家都能说上一二，毕竟是生活中的常见病。现在，人们如果得了小感冒，都会自己给自己开非处方药，基本都是一吃就好。但是，这个桥本病又是个什么病？名字这么陌生，闻所未闻。既然不知道，那我们就认识一下。现在，让我们走进“小乔”的世界吧。

作为东道主，“我”先来介绍一下自己

我的大名叫慢性淋巴细胞性甲状腺炎，又被称为自身免疫性甲状腺炎，是一种以自身甲状腺组织为抗原的慢性炎症性自身免疫性疾病。认识一些事物总得记住这些事物身上的特征，我也一样，血清甲状腺自身抗体增高、甲状腺肿和甲状腺功能减退症（简称甲减）就是我的标志。我和大家口味不一样，你们喜欢帅小伙儿、萌萝莉、御姐和帅大叔，但是我更喜欢……中年妇女，自有一种成熟的魅力。但是不限于中年妇女，我也挺喜欢小孩子的。如果我见到喜欢的人，就会黏上人家，顺便给喜欢的人一份礼物。

你想知道我会奉上什么样的大礼吗

我的礼物也没有什么特别的地方，就是会让喜欢的人，甲状腺肿大，全身乏力，甲状腺区域有压迫感或隐隐作痛而已，第一份礼物——甲状腺肿大，是随着病程的进展缓缓增大的，但是很少影响到人们的呼吸和进食，毕竟我是喜欢人们的。第二份礼物已经够柔和了，那就是我并不会让自己喜欢的人感到咽部不适。至于第三个礼物，太“贵重”了，一般不会送出，也就 10%~20%

的人会收到，所以暂时保密先不做介绍了。最后，我的到来并不会影响到淋巴结，也就是颈部淋巴结一般是不会肿大的，但是有些人的颈部淋巴结喜欢怒刷存在感，偶尔会有颈部淋巴结肿大的情况出现，但是并不多见。

因为我并不是疯狂追爱的人，所以我一开始并不会表现得特别明显，也就是说，一开始，并没有任何明显症状。而且我知道日久生情的道理，所以如果我有了目标的话，我会耐心地陪伴着我的目标——我“心爱”的人，即使关系发展缓慢也没关系。喜欢这种事嘛，强求不得，所以我会很小心很谨慎的，怎么能一上来就太过猛烈呢？必须得“温柔”进行才好。而且我是有毅力的人，我不会随便放弃我的目标的。所以我的另一个特点是，疾病发展缓慢，病程较长。人类都是不习惯孤独和寂寞的生物，有我长久的陪伴，应该会非常高兴才对。我的喜欢，特殊而疯狂。

中年“美少女”和可爱的孩子哪一点吸引了我

你想知道为什么我会喜欢他们？嘻嘻，说来好笑，具体原因我也不是很清楚，可能这就是传说中的“情不知所起，一往而深”吧。不过，也并非无迹可寻。

①遗传因素：所谓爱屋及乌，如果我喜欢一个人的话，那这个人的亲人我也会喜欢的。所以，我经常会出现在一个家族的几代人身上，要喜欢，就喜欢到底。众所周知，我的出现是遗传因素与非遗传因素相互作用造成的。所以，这都是命，怪不得谁。你并不能决定自己的出身，也不能决定自己的遗传疾病，只能说，遗传这位老兄，待我不薄。

②环境因素：其实我也不是时时刻刻都能跟着你的，毕竟，要想我喜欢你，天时、地利、人和缺一不可。人嘛，还是那个人群，天时么，我开心就好，这个地利得好好琢磨琢磨，我得在特定的环境下才能靠近你。

如果你不幸因为各种原因被感染，就会成为我的潜在目标之一，但感染并不是让你成为目标的唯一条件。如果你缺碘，或是摄入碘过多都会成为我的目标。所以，碘这种元素就不要不放在眼里了，那些缺碘或是富含碘的地区，便是“地利”，生活在这两种地区的人们都非常合我的胃口。如果碘在甲状腺内没有消耗而慢慢积累，也会吸引我的目光。

③人类的防御机制有缺陷：人类是有免疫系统的，我能入侵，肯定和免疫系统的缺陷有关，但是人类还不完全清楚这个机制，目前人类大多倾向于以下几种可能：

一是先天性免疫监视缺陷，这会导致器官特异的抑制性 T 淋巴细胞的数量和质量异常，T 淋巴细胞敌我不分，会直接攻击甲状腺滤泡细胞。简直是大水冲了龙王庙，一家人不认一家人啊。

第二个可能性是抗甲状腺抗体对滤泡细胞的溶解作用，不过抗甲状腺抗体一个人肯定不能完成如此高难度的任务，它有帮手，也就是补体。只有与补体结合后它才会有这样的能力去溶解滤泡细胞。至于它的小帮手补体是个什么样的人物，别急，现在就告诉你。

补体就是存在于正常人和动物血清与组织液中的一组经活化后具有酶活性的蛋白质，其实它早在 19 世纪末就被发现了，因为具有辅助和补充特异性抗体，介导免疫溶菌、溶血的作用，所以把它叫作补体。顺便一提，补体不喜欢太热的地方。

第三种可能性就是先让淋巴细胞上，淋巴细胞可以介导毒性，之后再由甲状腺抗体接手，甲状腺抗体起到一个触动和启发的作用，之后，甲状腺就遭殃了。

还有一种有关于体液免疫的可能性，有个细胞叫作 NK 细胞，它可以在甲状腺抗体的帮助下攻击甲状腺滤泡细胞。

最后一种可能性就是依据病人的情况而推断的了，因为被我缠上的人经常同时伴有其他自身免疫性疾病，像恶性贫血、系统性红斑狼疮、1 型糖尿病等，从侧面证明了自身免疫因素的存在。其实还是归属于免疫因素那一类吧。

不过目前这些都是人们的推论，真正的原因还没有确定。嘿嘿，像我这么神秘，哪儿能轻易就被人类看破，虽然不敢保证以后是否还能保持这股神秘的气息，但就目前来说，我还没有被识破哦。

④细胞凋亡：这是人类最近的研究。人类在研究了很多我喜欢的人之后，发现，这些人身上的甲状腺细胞的促凋亡蛋白 Fas 表达增加，据此认为，我的出现与细胞凋亡有关。至于这个凋亡蛋白 Fas，其实就是 I 型膜蛋白，属于神经生长因子及肿瘤坏死因子家族，瞧瞧，人家的后台硬着呢。淋巴细胞是它的秘书，它是由淋巴细胞表达的。

⑤胎儿微嵌合：知道胎儿这个词，也知道嵌合这个词，可是胎儿微嵌合是什么？这名字虽然奇怪，但理解起来并不难，其实就是胎儿的原始细胞转移到母体身上了，目前也认为这一现象与免疫因素相关，确切原因也不清楚。所以说我这个人吧，没别的优点，就是神秘，低调。

⑥甲状腺肿瘤：近年来的一些文献报道认为，我有一个小情人，名字叫作原发性甲状腺淋巴瘤，人类发现我与它关系密切，主要的一个原因是，甲状腺组织中有大量淋巴细胞浸润。

我发现人类真是个八卦的物种，不仅好奇我和原发性甲状腺淋巴瘤的关系，还好奇我和甲状腺乳头状癌的关系，也有人类的文献报道我和这个家伙的关系很亲密，有人发现，在我喜欢的人类中，有 95% 和 80% 的甲状腺乳头状癌患者都可检测到 RET/PTC 酪氨酸激酶融合基因和蛋白的表达，凭借这点认为我和那个家伙可能有同样的发病机制，可能是失散多年的亲兄弟！

你一定想知道怎么解决我

很简单，我并不是很暴力的人，我之前说过，我，发病缓慢，病程较长，而且我也不是死缠烂打的人，早期治疗，病人的预后都非常好，甚至有治愈的可能。

我的确不是死缠烂打的人，但是我长情啊，所以，早期治疗预后的确不错，而且是有治愈的可能性的。

咳咳，言归正传。被我盯上的人虽然有一定概率患上甲状腺淋巴瘤，但是并不常见。据文献报道，慢性淋巴细胞性甲状腺炎中甲状腺癌的发生率为5%~17%，所以一般不用太担心，但是就诊时医生还是需要谨慎一些，我喜欢上的人，别一不小心就癌变了，有问题就去看医生吧。

记得好好照顾自己，平时要好好休息，保持良好的情绪，保持规律的生活作息，遵从医嘱按时吃药。饮食呢，要高蛋白，高热量，还要摄入一定量的纤维素和维生素，不要吃辛辣刺激性食物。

是不是想快速切入正题了

上文已经说过了，我的出现和免疫有关，如果我一直在你身边，你的甲状腺功能会减退，这个在临床上也挺常见的，如果你有甲状腺功能减退的话，就不容易怀孕了，因为甲减对卵巢有一定影响，还容易引起流产。所以，要么，你病情较轻，要么，你得控制住病情才能考虑怀孕。最重要的是，怀孕后，为了让胎儿在子宫内尽可能少受干扰，为了避免胎儿受到各种不利因素的影响，在此期间有诸多禁忌，包括不能随便吃药。但是，如果我一直陪在你身边的话，不接受治疗是不可能的，不吃药也是不可能的。

你一定会问，如果有人想要孩子，有病却硬撑着呢？千万不能这么做。硬撑着不吃药不仅会伤害到自己，还会伤害到胎儿。你以为不吃药胎儿就不会受影响了吗？天真！你把我当成什么人了？不要忘记我的存在啊！我虽然温柔，但是别忘了，我本来就不是什么好人，我的存在，本身就是对胎儿的一种威胁。还是那句话，我看上的人，怎么会允许她怀上别人的孩子呢？

有我在你身边，你就不要想着怀孕了，如果你非要这么做，那么等待你的，只会是流产、死胎、胎儿发育迟缓等，这些事情发生的概率，都会比正常孕妇高许多，如何？敢和我赌一把吗？不过，如果有严格的监测管理，合理治疗的话，我承认你和你的孩子会好很多。但是，不要太放松了，我还在你身边，我没有走。

听说你们人类最近有文献报道，有一些没有经过治疗的桥本病患者，因为怀孕期间体内激素的变化，使得这些人在妊娠后期恶性肿瘤的症状得以缓解。先不要急着高兴，母体的情况有所好转，但是这些孩子可不好过，他们日后会有智力低下或体格发育迟缓的情况发生。天地有序，天道有常，你有所好转的代价是你孩子的付出，你接受吗？呵，恐怕没有一个母亲会允许这种事情的发生。所以，我的意见是，不建议桥本病患者怀孕，但是如果患者的情况控制较好甚至治愈，当然可以计划迎接你的小宝贝的到来，否则，还是不建议这么做的，毕竟，我不是个好人，你觉得呢?

以上是来自桥本病先生的回答。

总结一下

接下来还是由我——苏大夫来做总结发言吧！桥本病多数人没有症状，门诊上很多人是通过体检发现的。最常见的症状是乏力，每天感觉很累很累。由于这个病很难说可以完全治愈，所以从中医益气养血的角度治疗效果比较好，通过调理后只要甲状腺功能比较稳定就可以要宝宝。还有就是大家对甲状腺结节，能不能吃碘比较关心。我一般的答复是：没有甲亢可以吃碘盐，如果甲亢就不要吃了。甲减、甲低可以吃碘。

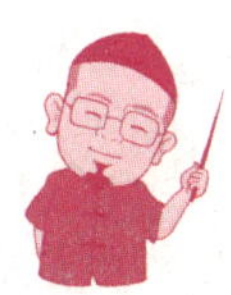

17. 备孕要不要补充叶酸及其他物质呢

怀孕始终是件大事，肚子里的生命因为种种原因都显得异常珍贵。怀孕不是一个人的盛会，而是一群人的狂欢。腹中的胎儿会百分百成为一个焦点，家人如同群星，胎儿如同明月，这个小生命是众星拱月般的存在。说实在话，这个时候啊，就如同古代皇宫里所谓的母凭子贵，因为有了孩子，所以，在这十个月里，孕妈处于绝对受宠的位置，无论什么要求都会尽力实现，遇上那些本来就宠自己媳妇儿的丈夫，在这个时期更是有求必应，就差上九天摘星揽月，下五洋擒龙捉鳖了。

常言道，怀胎十月。但其实，胎儿九月就可以出来亲自看看这个世界了。在这九个月里，为胎儿的健康着想，家人们都变着法子给孕妈做营养丰富的饭菜，补充各种对胎儿发育好的元素，那么，保证胎儿健康发育，应该给胎儿补充什么元素呢？

因为胎儿发育的不同时期有不同的需求，所以，怀孕的早、中、晚期需要补充的营养也不一样。

怀孕早期胎儿需要叶酸

当精子战胜其他竞争者进入卵子后，二者就能顺利结合，变成受精卵。这个新生命顺着输卵管缓缓移动，来到子宫，它把自己附着在子宫内膜上，然后分泌一种酶，将子宫内膜溶出一个洞，自己慢慢挤进去，之后子宫内膜会自己修复这个洞，这个细胞团就成功着床了。植入后，细胞团表面的滋养层细胞会不断分裂，长出许多绒毛状突起，伸入子宫内膜，借此吸收母体的营养。看到这里不得不感叹，这个描述其实有些像寄生虫，但是，没办法，这是人类繁衍的必然条件。

怀孕早期，也就是前三个月，胎儿的神经系统迅速发育，神经系统发育需要叶酸的帮助，叶酸可以避免神经系统发育的缺陷，还能有效降低胎儿畸形的发生概率，另外，叶酸还能防止早产和贫血。

叶酸这么好，那它究竟是什么呢？其实叶酸就是一种维生素，是水溶性维生素 B_9，天然叶酸广泛存在于动植物类食品中，尤以酵母、肝及绿叶蔬菜中含量比较多。细细说来，水果中含叶酸的食物有橘子、草莓、香蕉、樱桃、柠檬、桃子、李、杏、杨梅、海棠、酸枣、山楂、石榴、葡萄、猕猴桃、梨、苹果等；蔬菜中含有叶酸的有莴苣、菠菜、龙须菜、花椰菜、油菜、小白菜、青菜、扁豆、豆荚、西红柿、胡萝卜、南瓜、蘑菇等；动物食品中含有叶酸的有肝脏、肾脏、禽肉及蛋类等；全麦面粉、大麦、米糠、小麦胚芽、糙米等也都含有一定量的叶酸，一些豆制品也含有叶酸，核桃、腰果等坚果也含有这种维生素。

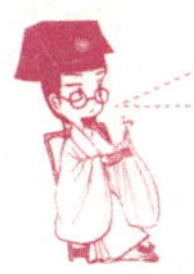

不少女性在备孕阶段买了含有叶酸的营养补剂，但服用后容易出现月经不调的副作用。苏大夫建议备孕女性每周吃两个猕猴桃，便可以满足本周的叶酸需求了。

不过，虽然含有叶酸的食物很多，但是天然叶酸极不稳定，很容易受到光和温度的影响氧化，所以人类从食物中摄取的叶酸非常有限，不过，有天然叶酸，那就有人工叶酸。如果你看过韩国拍摄的 3D 胚胎发育全程纪录片——《胎儿》的话，你就知道，叶酸不仅可以从食物中摄取，还有成药可以吃，韩国的准妈妈们在怀孕早期也有服用叶酸，虽然味道不怎么好。所以，为了胎儿神经管的良好发育，就算人工叶酸味道不好也要按时服用，它不仅对胎儿好，还能减少孕妈患先兆子痫的风险，可谓是一举两得。

怀孕早期不仅需要补充叶酸，还得补充其他维生素。对，就是维生素，如维生素 A，维生素 B_6，维生素 C 等。维生素 C 和维生素 B_6 等能缓解孕妈牙龈出血、害喜等症状。害喜就是妊娠呕吐，这种症状一般在 5 个月后，就会自行缓解，即便如此，害喜依旧是一件折磨人的事情。

有一位妈妈，怀着二胎，妊娠反应剧烈，闻到饭菜的味道就会恶心。但是家里还有一个大宝宝等着吃饭，于是妈妈不得不忍着恶心做饭，按妈妈自己的话来说："我自己一个人的话就不用吃了，但是还有一个儿子在家，而且爸爸又忙，所以得忍着（恶心）给宝宝做饭才行。"采访画面中的妈妈挺着并不算大的肚子，面部表情有些痛苦，一直在躲饭菜的气味，但是饭菜的味道怎么可能会被轻易躲开。饭菜刚被做好，妈妈就对记者说："不好意思。"转身进了卫生间，虚掩的门挡不住妈妈呕吐的声音，妈妈脸上疲惫的神情让人心疼。

肚子里的宝宝很重要，妈妈也很重要，所以别忘记补充维生素 B_6，它是妊娠呕吐的克星，孕妈的救星。麦芽糖中含有较高的维生素 B_6，孕妈每天吃两勺麦芽糖，不仅能够抑制妊娠呕吐，而且能让孕妈一整天都精力充沛。维生素 A 对于胎儿而言是生长发育的必需元素，所以维生素 A 也是怀孕前期的必需品。另外，在胎儿发育前期，也可以摄取镁元素，它不仅可以帮助骨骼正常发育，也能维持胎儿肌肉的健康状态。

怀孕中期多吃蛋白质

怀孕中期，虽然已经过了 3 个月，但孕妈们应该还是没有完全习惯小家伙在自己肚子里的感觉吧，毕竟胎儿是在不断发育的，不同的阶段，孕妈们应该会有不同的感受。在 18~20 周，孕妈们就会感觉到胎动，不过这个也是看个人体质。最早，在第 4 个月，孕妈就会感受到胎动，也有 5 个多月才有胎动的，但如果到 6 个月都没有胎动的话，就要警惕起来了。不过如今孕妈们都是定期体检的，如果真的有情况一般都能及时发现，所以孕妈们不用担心，毕竟医生不是摆设，疑人勿用，用人勿疑。

那么，怀孕中期孕妈们应该摄入什么营养物质呢？也很简单——蛋白质。胎儿 4 个月到 6 个月期间，主要用于表达思想和情感的中枢所在的大脑皮层部位快速发育，6 个月时，作为神经细胞的神经元发育成熟，大脑皮层像核桃一样的皱褶开始定型，人类的大脑中有数百亿甚至数千亿个神经细胞纵横交错，胎儿也是如此，约有 70% 以上的脑细胞是在胎儿时期形成的，很多人不知道的是，8 个月大的胎儿拥有的脑细胞总量是成人的 2~3 倍，非常惊人。而蛋白质是大脑渴求的物质，所以，怀孕中期孕妈可不能缺了蛋白质的补给，但要记住物极必反的道理，如果孕妈本身就营养过剩，胎儿发育巨大，就不要过多补充蛋白质了。

除了蛋白质，还要补锌、钙、铁。锌可以防止胎儿发育不良，如果孕妈缺锌，胎儿的心、脑、肾等器官的发育会受到影响；补钙大家应该都清楚是为了什么，当然是为了胎儿的骨骼和牙齿，所以钙也不可或缺。维生素 D 可以促进钙的吸收，所以孕妈可以服用维生素D辅助钙的吸收，温馨提示一下，晒太阳也可以帮助人体生成维生素D，所以孕妈们可以在这个时期出来晒晒太阳，补充补充维生素D；至于补铁，当然是为了防止贫血，众所周知，铁元素是组成红细胞的重要元素之一，这个时期胎儿发育迅猛，成长势头十足，恨不得立刻来到世间，所以这个时间段孕妈必须补充铁元素，以免发生缺铁性贫血。不仅如此，还要注意营养均衡，所以孕妈的食谱得仔细斟酌斟酌了。

到了最关键的最后时期啦

怀孕后期需要补充的物质是碳水化合物，这个东西大家应该都知道吧？我们生活中最常见的碳水化合物的主要食物来源就是糖、大米、小麦、玉米、大麦、燕麦等食物，水果则包含甘蔗、香蕉、葡萄、西瓜、甜瓜等。为什么要摄入碳水化合物呢？因为碳水化合物是脑细胞的能量来源，也可以维持人类的热量需求。

这一阶段脂肪也需要适当补充，因为脂肪是细胞膜形成的重要物质，而且在这个时期，胎儿开始在肝脏和皮下储存脂肪，所以必须摄入足够的碳水化合物和脂肪。

另外，还有一种名叫“脑黄金”的物质，名字很唬人对不对？其实“脑黄金”的大名叫作二十二碳六烯酸，又称DHA，是一种对人体非常重要的多不饱和脂肪酸，它是神经系统细胞生长及维持的一种主要元素，也是大脑和视网膜的重要构成成分。“脑黄金”在人体大脑皮层中含量高达20%，但这并不是“脑黄金”族群的最佳安身之地，它们最喜欢在视网膜中扎堆，在视网膜中比例约占50%。因此，“脑黄金”对于胎婴儿智力和视力发育至关重要，所以，孕妈们知道怀孕后期该补充什么了吧？

除了以上需要补充的物质，孕妈们还需要一种物质——膳食纤维。为什么需要这个？很简单，到了怀孕后期，孕妈们应该有一件非常困扰的事——便秘。因为随着胎儿的一天天长大，肠子的生存空间被挤压，肠子受到了胎儿的挑战，但是，肚子里的空间只有这么大，为了胎儿，还能怎么办，又不能动用武力抢回来，所以，肠子表示非常委屈啊。因为肠子被挤压，所以其自身的蠕动受到恶劣影响，肠子蠕动不良的后果就是便秘，随之而来的还有另一个"好朋友"——痔疮。广大痔友大概最能体会孕妈们的痛苦了，难以用语言表述的难堪与疼痛，每天早起如厕就像上刑场，身下一滩滩鲜红的血，为了逼出肠子内的毒素还要不断用力，就像难产一样。擦拭的时候更是苦不堪言，不能太用力，疼；又不能太轻，怕擦不干净。每天如此，生生把自己活成了普罗米修斯。为什么这么说呢？普罗米修斯因为把火种带到人间，受到宙斯的惩罚，被捆绑在一处山崖，每天被老鹰啄食内脏，晚上内脏又会重新长出来，第二天，老鹰继续啄食其内脏，被啄食内脏的痛苦日复一日，永无尽头。广大痔友就像这普罗米修斯，每天早上都要承受普通人没有的痛楚，日复一日，是不是正像这普罗米修斯？不过，普通的痔友没有大肚子还算方便一些，但是孕妈们还有一个生命在自己的肚子里，个中苦楚，非亲身体会不能感知。所以，孕妈们在怀孕后期得多吃一些膳食纤维，它可以促进肠蠕动，减轻便秘的困扰，可能便秘不会得到彻底解决，但是能减轻一点是一点。

最后，孕妈们还可以服用硫胺素，硫胺素就是维生素 B_1，孕妈们在怀孕期间包括哺乳期间都可以服用此类维生素，它被称为精神性维生素，能够改善精神状况，有效消除疲劳，对神经系统及精神状态有十分重要的影响，对于孕妈来说，是非常有帮助的维生素之一，不仅如此，它还可以维持心脏活动和肌肉的正常。

说到维生素 B_1，就不能只说它对孕妇的好处，它对于常人也有非常棒的作用。维生素 B_1 可以有效改善记忆力，让女性更加聪明漂亮，还可以使头发变得光泽柔亮，可以让你的头发变成真正的秀发，普通成人每天摄取 1.0~1.5 毫克就可以了，不能过多摄取，虽说它是水溶性维生素，过多摄取对人体影响也不大，但有一定概率会出现发抖、疱疹、浮肿、神经质、心跳增快及过敏等副作用，亲爱的朋友们，我们都不能保证自己绝对不会"中奖"，所以，该怎么吃就怎么吃，不能一次性服用太多。

最后，孕妈们记得在怀孕期间要保持良好的情绪，孕妈们的心情平和稳定，那么大脑就会分泌好的激素，通过胎盘全部传给胎儿，增加胎盘的供血，如此一来，供给胎儿的氧气和营养物质也会增加。但是，如果孕妈们处于压力、焦躁之下，血液里的压力激素就会增加，子宫肌肉因此收缩，减少对胎儿的供血，氧气与营养物质也会相应减少，严重的话甚至会抑制胎儿大脑发育。所以，孕妈们一定要保持良好的情绪，身边的人也要照顾好孕妈的情绪，尤其是老公们，必须照顾好自己的妻子和未出世的孩子，记住，自己可是即将成为父亲的人了，必须负起责任。

子宫是全人类都待过却没有一丝记忆的地方，是我们所有人的第一个家，母亲们历尽千辛万苦将宝宝们孕育出来。每一个决定生孩子或正在怀孕，或是已经生孩子的女人，都是伟大的、勇敢的人。希望大家都能拥有一个健康的宝宝。

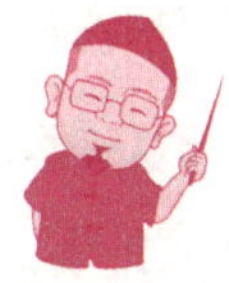

18. 准备几个月可以要孩子

看到这个题目大家是不是心里已经有数了？如果有要孩子的想法，那就趁早把自己的坏习惯改掉或戒掉。下面我们来细数一下那些让精子和卵子们头疼的坏习惯吧。

戒烟时间要足够长

前面已经讲过抽烟的危害，那么戒烟多久之后可以怀孕呢？戒烟是有时间限制的，因为你的身体里有你之前吸烟积存下来的毒素，所以得等到身体把毒素全部代谢后才能着手造孩子。一般戒烟三个月到六个月，烟龄长的人戒烟时间也得长一些，脏腑的细胞更新换代时间一般是三个月左右，所以戒烟也至少是三个月，这个毋庸置疑。

不戒酒就别准备要孩子

研究发现，如果醉酒一次，至少 3 个月才能恢复醉酒之前的状态。所以，戒酒的时间，就是 3 个月及以上，而且最好去医院检查一下身体看看自己的身体机能有没有损伤，男性重点检查肝脏和精子，看看有没有肝脏的病变及精子的病变，如果有弱精症、畸精症、少精症甚至是无精症的话，赶快治疗，否则可能得尝试试管婴儿了。女性过量饮酒会伤害卵子，和精子一样并不会"杀死"，仅仅是"伤害"，可是带来的后果也和伤害精子一样，出生的婴儿发育迟缓，智力受损，所以，无论男女，都不要过量饮酒。如果有酒瘾，但是已经有要孩子的想法，那就戒酒 3 个月再考虑造孩子吧。

减肥要趁早

在韩国拍摄的 3D 纪录片《胎儿》中，有一对夫妻准备要第二个孩子，所以采访一开始，这一对小夫妻就是以健身的姿态出现在画面里的，因为爸爸属于微胖的类型，所以爸爸说："想要把好的基因传给孩子，所以打定主意要二胎的时候，就开始健身了。"这个想法非常好，遗传的确是一件非常重要的事，如果精子卵子的质量都不好，那就是真正的让孩子输在起跑线上了，所以肥胖者想要孩子最起码得把身上多余的肉减下去。

除去基因的问题不说，肥胖的人也不容易怀孕，因为男胖阴短，女胖阴深。精子的路程其实只有 18 厘米，但是这短短的 18 厘米的路程却是一次自杀式的旅行，上亿个精子从爸爸身体里出来后，在妈妈的阴道里开始这次自杀式的旅程。它们本来就要历经千辛万苦去寻找卵子，结果爸爸还不给力，没有将自己送得更远，胖爸爸坑精子也就算了，胖妈妈也要坑精子，阴道没有变短反而更深了，让精子怎么活啊。所以，如果想要孩子，就先减肥吧，什么时候体重达标了，什么时候就可以要孩子了。

心理健康和身体健康一样重要

想知道自己身体的健康状况，最简单的事情就是体检。去医院做一次全套的检查，看看自己是否有高血压、糖尿病或高血脂，如果有就积极治疗，如果没有就继续保持，为给后代一个好的基因而努力。需要注意的是，如果女方在婚后持续服用避孕药，应在停药 6 个月后再做打算，这 6 个月间注意观察自己的月经性状，咨询专业医生，没有问题后再着手怀孕。如果女方是戴了节育环，就得等取环 3 个月后准备怀孕，这 3 个月也得持续观察自己的月经性状，咨询医生，没有问题后再做打算。如果女方有习惯性流产或有两次及以上流产经历，就得着手调养子宫，根据个人体质及医嘱将怀孕时间推迟一年及以上。如果男女双方任何一方持续接触农药、汞、镉等有害物质，需彻底断绝接触 6 个月以上方能基本消除体内残留物，必要时接受药物治疗，等到体内有害物质基本消失后再准备造人。

但并不是自己的身体状况达到标准就可以怀孕生宝宝，心理健康也至关重要。心理上没有做好准备就不要操之过急，这对你和你的孩子都不是一件好事。网上有这么一句话："这世界上最可怕的事就是为人父母不需要经过考试。"父母对于孩子的影响之大是难以想象的，如果你已经有为人母的准备，而你的另一半也已经做好准备面对自己身份的变化，那就好好备孕吧，希望你和你的另一半是这世界上最开明最负责任的父母，希望你的孩子是这世界上最聪明最活泼最快乐的孩子。

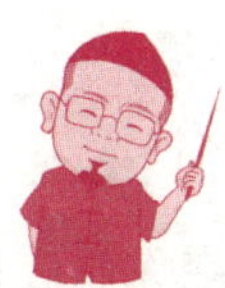

19. 记住你的末次月经

月经，每一个女性又爱又恨的角色，在漫长的人生中，她会陪伴你三四十年的光阴，一般情况下，男朋友会迟到，但她绝对不会迟到！每月都很准时地来到你的身边。虽然这个过程会伴随着腹痛、腹胀、头痛、头晕、乏力、食欲不振等，但月经依旧是站在女性这边的。因为经常性地流血，人体的新陈代谢速度加快，对身体是有好处的，每个月规律性失血还能降低患癌的概率。月经被称为“大姨妈”，大姨妈非常爱护女性，不只是你关注她，每次生病去医院，医生也会“问候”她，她对女性而言真的很重要。

首先，她是一个女性成熟的标志。月经初潮是青春期到来的标志之一，也是子宫准备好迎接生命的开始，当你拥有月经时，说明你的卵泡已经发育成熟并且可以排卵。

其次，她可以帮助你监视你子宫的健康状况，如果你的子宫发生了不测，她会以不同的方式通知你。如果你到了 18 岁，她还没有来到你的身边，那么你可能有原发性闭经，暗经除外（暗经可不是偷偷来的月经，而是指女性没有月经，不流血，但是仍能排卵生育）。如果你月经规律，但是突然有一天她不再拜访你了，而且这种状况已经持续了 6 个月，那么你可能是继发性闭经。你要检查自己的子宫，看看是有肿瘤，还是子宫发育不良，抑或是宫颈、阴道这两个家伙有什么难言之隐，还是内分泌出了问题。除此之外，月经的多少、颜色、时间是否规律等也都是她的提醒方式，月经颜色淡可能是气血虚或体寒；月经颜色深可能是火盛极；月经量多可能是崩漏；月经量少可能是子宫发育不良。

说到这里，我想起来我的一位大学同学，她是个娇小的女生，月经量一直都挺少，她在某天发现自己月经不来了，她以为只是一次特殊状况，仅仅是这一个月不来，但是接下来的两个月她的大姨妈都没拜访她，她慌了，去医院检查，发现是“小子宫症”，就是子宫发育不良，需要服药刺激子宫继续发育。看，大姨妈尽心尽力帮助女性监测子宫的健康状况，是一位非常负责的亲戚。

另外，月经可以清理你的子宫，你的大姨妈并不是一个只会剥夺你血液的无良吸血鬼，每月一次的“血流成河”，都是在清理你的子宫，将你子宫的角角落落都用一种不寻常的方式冲刷一遍，然后你的子宫就会变得娇嫩无比，继而开始下一个周期，子宫内膜再次变厚，为新生命的到来做准备，循环往复，周而复始。所以，大姨妈不仅是一个尽职尽责的监测者，还是一位勤劳的清洁工啊。

除了以上几点，其实月经还是一个严厉的管家婆。如果你已婚，大姨妈定期拜访，但是突然有一天大姨妈迟到了，一天，两天，三天……一直迟到了十天都不来，那恭喜，你有很高概率是“中奖”了。如果你没有结婚，月经规律且已经有性生活，但保护措施做得不好，假如有一天大姨妈也不拜访了，那对你而言可能不算是件好事，“中奖”的后果可能是对方抛弃你，也可能去做流产手术。如果你的月经本来就不规律，那大姨妈迟到几天或早来几天都正常。

由此可见，大姨妈的拜访时间是很重要的数据，不仅可以监测子宫的健康状况、受精卵的着床，而且还是推算预产期的重要数据。在医学上，预产期就是根据末次月经的第一天往后推 280 天计算而来。如果知道受精的日期，则是在受精日这一天往后推 266 天计算而来。实际生产时间在预产期的前后两周，不要把预产期看得太精确，它只是给你胎儿出生的时间范围，让你有个心理准备，一般到了 37 周就该做好分娩的准备了，但如果过了 41 周还是没动静怎么办？这个时候就应该入院观察，并根据具体情况决定是否催产。

恩爱夫妻如果准备要孩子的话，末次月经是很重要的数据，所以最后一次月经的时间要记好，不仅是最后一次，其实，每次大姨妈拜访的时间都应该做记录，这是独属于女性的小痛苦与小幸福。如果没有记录月经时间的习惯怎么办？医生也可以通过 B 超来推断这个时间，但是推断毕竟还是带有主观性，所以女性最好还是自主记录月经时间。如果觉得手动记录太麻烦，可以通过一些 App 来记录，我身边的一些女性朋友就有使用 App 来记录自己的月经周期的，据她们说感觉还不错，比手动记录要方便得多，各位还没有使用过的可以尝试一下。

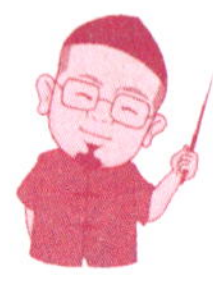

20. 你会看早孕试纸吗

早孕试纸是一种帮助女性检测自己是否怀孕的辅助工具之一，又称早早孕（HCG）检测试纸，其具有方便、快速、灵敏、特异性强的优点。但是，你真的会看早孕试纸吗？

人绒毛膜促性腺激素（HCG）是由胎盘的滋养层细胞分泌的一种糖蛋白，是医生检测早孕的重要指标。正常情况下，妇女受孕后 9~13 天，HCG 水平会出现明显升高，8~10 周可达到高峰，随后缓慢下降，并维持在较高的水平，到胎儿足月分娩后 2 周下降到正常的水平。

使用早早孕试纸的最佳时间为怀孕后的 10~14 天，或是月经期推迟两周后，因为此时的 HCG 量逐渐明显。而在此之前，HCG 的量较少，不易检测，过早使用早早孕试纸检测自己是否怀孕，容易呈现错误的阴性反应。

早孕试纸是采用尿液作为检测样本的，测量前两个小时不要喝水。用干净的尿杯来收集尿液，对于怀孕一段时间内的女性，一天之内的尿液都可用来检测；如若是刚刚怀孕的女性，通常我们推荐使用早晨起床尿液，因为早起时的尿液一般都有较高的 HCG 值，检测结果也较为准确。假如您取尿后不能及时使用，应当放在冰箱中冷藏，保质时间为 6~8 小时。

早孕试纸的种类及结果显示

早孕试纸有条式、笔式、卡式几种形式。

条式试纸使用时将试纸带有箭头标志的一端浸入装有待检尿样的容器中，将试纸条标有“MAX”的一端浸入尿液中，尿液面不得超过试纸条上的“MAX”线。待尿液爬到观察区后就可以取出试纸条了，平放，也可将试纸条一直放在尿样中。

笔式试纸使用时将试纸帽拔开，在小便时让尿液直接洒在加样区，并维持3秒钟的加尿时间（提示：尿液不要超过箭头，以防多余的尿液弄湿测试区，干扰检测结果）。

卡式试纸使用时用吸管吸取待检尿样0.2毫升（3~4滴）滴于加样区中。

将尿液加入加样区，等待5~10分钟后就可以观察试纸的检测结果了，结果呈现阳性或阴性。如果试纸失效时，也会出现无效的检测结果。

结果阳性时，测试区中出现两条紫红色线，即对照线C线和检测线T线时，表明已怀孕。不同怀孕阶段的检测线显色强度随HCG浓度的改变而改变。

呈现阴性时测试区中出现一条紫红色线即对照线C线时，表明未怀孕。如果自测结果呈现阴性，1周以后月经仍未来潮，你应该再做一次检测。如果仍然不是阳性，最好去医院咨询医生。如果你身上出现种种怀孕的症状，那么不管检测的结果如何，应该知道早孕试纸只是初步检测，得出的结果是会存在误差的，这个时候你就应该相信自己的身体了。最好的方法就是去医院进行HCG尿检、HCG血检及B超检查。

测试区无紫红色线出现或测试区仅出现一条紫红色线即检测线T线时，表明检测失败或试纸无效，应重新测试。

使用早孕试纸应该注意些什么

①检测的时间，不宜过早或过晚。不宜过早是因为：HCG一般在受精卵着床之后几天才出现在尿液中，并且要想检测出需要达到一定量。所以说，对于妊娠刚刚开始或是有异位妊娠（宫外孕）的女性来说，过早的检查可能会出现弱阳性，需要加以辨别。因此，对于那些平时月经来潮正常的女性需在月经推迟两周左右才可能在尿液中检测出HCG。而一向月经周期比较长或是排卵异常的妇女须在停经40~44天的时候才可能检测出。检测时间也不宜过晚，由于妊娠3个月后，HCG水平会有所下降，尿液检测时会出现阴性或弱阳性的检测结果；然而阳性结果也不能意味着百分之百成功妊娠。

②最好使用晨尿作为检测的样品。大多早早孕试纸并没有说明一天中进行检测的最佳时间。如果取用晚间的尿液做怀孕检测，准确率会多多少少受到影响。由于早晨的尿液一般含有最高的 HCG，因此，一般来说，采用早起第一次排出的尿液会测出相对准确的结果。通常阴性结果的误诊率高，但仍然有不少怀孕以外的因素会导致测试结果呈阳性：比如说尿中带血，近期有过怀孕经历（人工流产、生育 8 周后）、卵巢肿瘤等病症，或服用一些生育药品，这些情况都会导致尿液中含有一定量的 HCG。

③使用试纸时要操作规范。当尿液样品超过 MAX 线或加尿样速度过快时，尿液直接泳动到 C、T 线区域，此时无论 HCG 含量是多少均无 C、T 线。若是一些担心自己意外怀孕，或者情绪比较激动的女性检测时不慎出现了操作不当的行为，这将会影响到检测的结果，甚至是错误的结果。

④使用早孕试纸的检测结果仅供参考，结果应以医院确诊结果为准。例如：当 HCG 浓度值很高时，检测线 T 线的颜色可能会变浅，这也属于正常现象。若检测者怀疑有受孕的可能，特别是育龄妇女出现停经或怀疑怀孕，而尿液检测结果显示为阴性，不要仅仅依靠一次早早孕试纸自测来判断自己是否妊娠。为准确起见，可在 48~72 小时后重新用晨尿再次测定。当然，最可靠的办法还是到医院进行全面检查，尤其是弱阳性者，以便尽早采取措施。另外，子宫肿瘤、葡萄胎、子宫内膜增生、绒癌或处于更年期的女性，因尿液中 HCG 含量较高，也可能出现阳性结果。

早早孕试纸的保存

通常我们会购买一整盒的早孕试纸，有 10~20 条，检测几次后，剩下的试纸应当如何处理呢？当然是在适当的环境下保存，以便之后使用。那么为了防止因试纸的质量问题而影响到检测结果的准确性，平时应该怎么做才能保证试纸的质量呢？

①在试纸保质期之内使用：试纸如果存放时间过长（1 年以上），或者试

纸存放环境不当，未注意保存在合适温度、湿度等条件下，试纸的化学成分就可能会失效，容易出现假阴性的检测结果，为检测者带来干扰。建议大家即买即用，确保试纸有效。打开铝箔包装袋后，不要将试纸过久地放置于空气中，以免受潮。平时放置在正常室温及通风的环境中即可，不能冷藏。

②早早孕试纸应外观完整：试纸应当外观完整，如条式试纸要保证不出现断裂、折叠等情况。

看完这篇文章，想必你已经学会怎么用、怎么看早孕试纸了。那么，祝好孕！

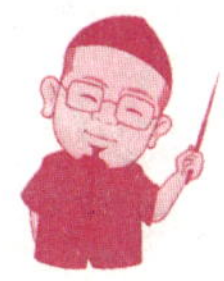

21. 早孕试纸弱阳性是怀孕了吗？怎么会出现"意念灰"

大家都知道，早孕试纸是方便女性检测自己是否怀孕的产品，但这产品有时候会出现假阳性或假阴性，所以并不能作为怀孕的准确依据，只能作为初次筛查的手段，更为准确的还是去医院求助相关医师及专业设备。不过，虽然早孕试纸有失误的情况，但准确率还是比较高的，所以目前早孕试纸还是非常受女性欢迎的。上文已详细介绍早孕试纸的原理及如何观察早孕试纸，想必大家已经了然于心，这早孕试纸呈现出来的阳性和阴性，大家也都十分清楚，出现两条线就是阳性，出现一条线就是阴性，没有线就是失效。但是天下没有非黑即白的道理，所以必定有夹杂在中间的灰色地带，既然如此，我就得问大家一个问题，朋友们知道弱阳性吗？

为什么会出现弱阳性

弱阳性，带有一个"弱"字，与阳性相比太弱，但又不属于阴性。这弱阳性，就是指早孕试纸上出现了两条红线，但是一条较红，另一条颜色很浅，虽然颜色浅，但是能很明显看出来是红线，这就是弱阳性。出现弱阳性，一般有四种可能。

①可能怀孕了：早孕试纸出现弱阳性说明有怀孕的可能。我们都知道，在一般情况下，妇女受孕后 9~13 天，人绒毛膜促性腺激素（HCG）水平会出现明显升高，8~10 周可达到高峰，随后缓慢下降。所以用早孕试纸的最佳时期就是怀孕后 7~10 天，但受精卵结合的时候人类是没有感觉的，所以用早孕试纸还是选择在月经推迟后两周或三周较为准确。出现弱阳性说明 HCG 水平升高，有怀孕的可能。

②来的不是小天使，而是小恶魔：都说孩子是小天使，几乎所有夫妻都渴望要个孩子以实现真正的幸福美满。当然，现在也有很多人是丁克（即不想生孩子的群体），每个人有自己的想法和活法，没有孩子的家庭也有自己的自由和精彩。不过依旧有很多家庭希望有个孩子，当妻子在备孕阶段使用早孕试纸观察到弱阳性时，应该非常开心，但是，这不一定是小天使降临的信号，也可能是小恶魔到来的警告。

早孕试纸检测的是尿液中的 HCG，但，不只是怀孕可以使尿液中的 HCG 水平增高，一些肿瘤细胞也会使 HCG 水平增高，如葡萄胎（葡萄胎是指妊娠后胎盘绒毛滋养细胞增生，间质高度水肿，形成大小不一的水泡，水泡间相连成串，形如葡萄，亦称水泡状胎块）、绒癌（又称绒膜癌，一种高度恶性肿瘤，大多与妊娠有关，可继发于葡萄胎、流产、宫外孕、足月产之后，偶发于未婚女性的卵巢称为原发性绒癌）、支气管癌、肾癌等。

原以为等来的是可爱的小天使，结果等来的却是小恶魔，所以，如果早孕试纸出现弱阳性，去医院检查一下吧，如果是小天使就恭喜了，如果不是也别丧气，身体最重要。

③只是大姨妈即将拜访而已：如果在月经前使用早孕试纸出现弱阳性，可能只是单纯的亲戚即将来访而已，与怀孕没有关系，如果月经一再推迟，使用早孕试纸也一直呈现弱阳性结果，怀孕概率较高，建议去医院做 B 超确诊

一下。

④试纸使用不当：备孕期的女性一般比较心急，月经推迟一天就着急使用早孕试纸。但是，每个人的体质不同，体内激素的产生和水平高低都有差异，有的快有的慢，有的明显有的不明显，就像诗中的“犹抱琵琶半遮面”一样，太早使用早孕试纸总会产生一些偏差，而且它又不像B超一样准确度高，所以早孕试纸出现弱阳性可能只是使用不当造成的。想成为妈妈的心理我们都可以理解，但是不要操之过急，放轻松，时机到了，一切都只是水到渠成。

什么是“意念灰”

意念灰是一个比较有意思的名词，怎么叫意念灰呢？因为在使用早孕试纸的时候，出现了不明显的颜色，也可能是出现了阳性，但是测第二遍的时候就看不到任何痕迹了。也不知道上次看到的到底是真的还是自己的幻觉。

有网友分享自己的经历，自己月经推迟了，拿着早孕试纸一直看，感觉有颜色，又感觉没有颜色，瞪着两个眼睛，感觉自己都魔怔了。还有网友说自己也是拿着早孕试纸一直看，早孕试纸湿湿的时候确实感觉有颜色，但是等到完全干了，早孕试纸干净得就像没用过一样。

出现意念灰，一来可能是灯光的原因，不同的灯光下看到的颜色也不一样；第二点，也可能是早孕试纸质量的原因，每个厂家生产的试纸，甚至同一个厂家生产的不同批次的试纸，质量都会有细微的差别，再加上每个人买回去后存放地点的差异，这些试纸的性能多多少少会受到影响；第三点也就是最重要的一点，是女性自己的心理问题，有些女性要孩子心切，可能是自己的愿望使然，可能是家庭原因，可能是年龄大害怕受到身边人异样的眼神，也可能是为了堵住周围亲戚的嘴，但总的来说，大部分还是出于自己的愿望。由于这种渴望，这种强烈的心理暗示，可能附带着各种压力，这些女性对于自己身体的变化会十分敏感，可能月经推迟了一天两天，可能因为巧合出现了呕吐、干呕的现象，就迫不及待地使用早孕试纸想一探究竟，结果出现了"意念灰"，去医院检查后，才发现是假怀孕。

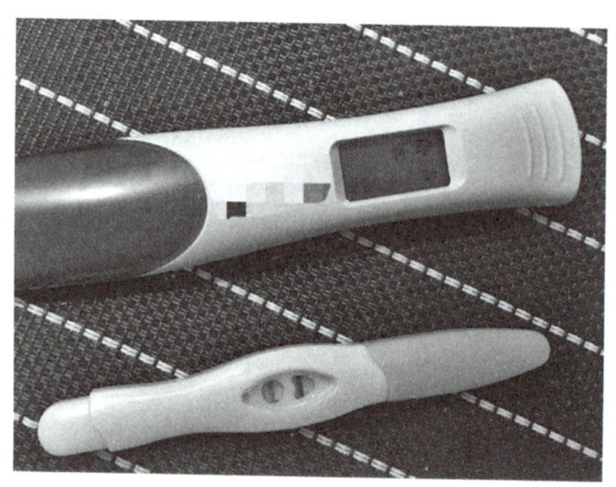

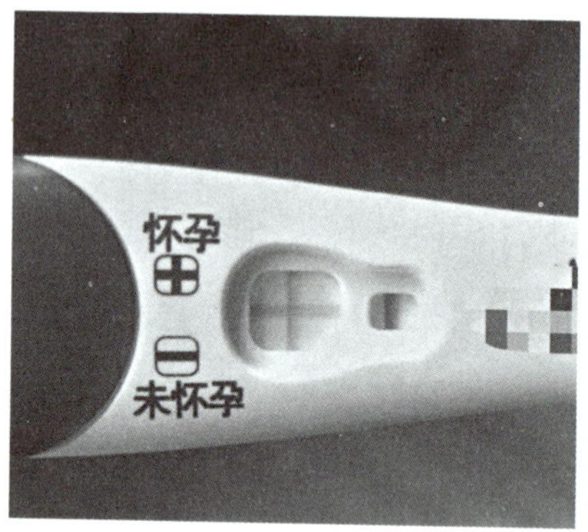

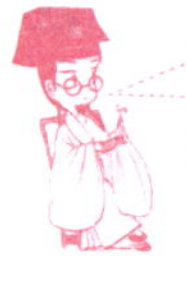

放松，怀孕没那么难，平复心情，规律作息，保持身体健康，计算排卵日期，只要夫妻双方的身体没有问题，怀孕只是时间的问题而已。

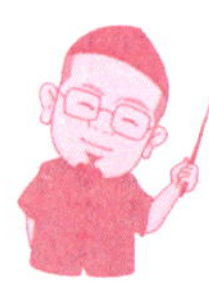

22. 不知道排卵期，想要孩子都是"瞎使劲"

想怀孕要满足什么因素呢？精子、卵子和温暖的子宫。子宫有多重要前面已经叙述过，剩下的两个因素也是缺一不可。精子射出体外后，在干燥环境下只能存活 3~5 分钟，在温和的水中，最多能存活 4~8 小时，而在精子被射入母体后，最长能存活 6 天，这已经非常久了。然而，女性的卵子排出后只能存活 24 小时，这差距巨大啊。精子最多存活 6 天，然而卵子最长只能存活 1 天，也就是说，如果没有选择好时机，精子和卵子将会完美错过。所以，怀孕的最佳时期，1 个月中，理论上讲，有 6 天。不过排卵期和最佳受孕时期的概念不同，排卵前 5 天及后 4 天加上排卵日当天在内的 10 天被称为排卵期。在排卵期内性交最容易受孕，所以排卵期又被称为“易受孕期”或“危险期”。

月经期是每个女性都很重视的时期，月经的规律与否决定了身体的健康程度，排卵期与月经期同样重要，知道了排卵期，在排卵期前后造人，成功率会比其他时期高很多。所以，知道自己的排卵期，非常关键。怎样得到自己的排卵期呢？第二篇中我们已经讲过监测排卵的方法，除此之外还有其他方法可以得知排卵期。

从自身感觉来讲，排卵期到来的表现主要有以下几种：

①食欲不振。这个和动物的本能有关，平时观察其他动物可以看到，一旦到了发情期，动物们就会运用各种手段吸引异性，雌性也会将注意力从食物转移到繁衍后代上。

②性欲增强。这是身体表明自己已经做好怀孕准备的信号，如果女性某一天突然性欲增强，可以留意一下那个日期。

③阴道分泌物增加。在不同时期，阴道分泌物的性状是不同的。在排卵前期，阴道分泌物的量较少，不透明，黏稠；随着排卵期的临近，分泌物会逐渐增多，慢慢变得稀薄，黏稠度下降；排卵日当天，阴道分泌物最多，最为稀薄，如水样透亮，黏稠度极低，高弹性，拉丝度长，像鸡蛋清一般，阴部潮湿。这种状况会持续一两天，是女性最易受孕时期。

④容易受细菌侵袭。排卵时期阴道的分泌物会变稀薄，这是为了让精子更容易通过，增加受孕概率，但是稀薄的阴道分泌物也为细菌的进入提供了便利，增加感染概率。

⑤容易表现自己。这个也与动物本能有关，但也因人而异。到了排卵期，为了能够吸引异性，雌性会极力表现自己，精力也较旺盛。

⑥以上几种表现几乎都感觉不到痛苦，但是下面这个表现可能让女性感到身体上的不适，因为卵子从卵巢出来的时候会冲破包裹卵子表面的一层滤泡，滤泡里含有的少量液体进入盆腔，女性下腹部会出现轻微疼痛，还会有

肛门坠胀的感觉。

除了以上这几种比较明显的变化，还有方法计算排卵期。

在排卵期造人才最有可能怀孕，正在备孕的小两口可别错过排卵期，毕竟只有精子和卵子相遇才有可能变成“小天使”，不知道排卵期都只是“瞎使劲”而已。

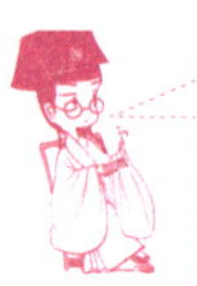

排卵期一般在下次月经来潮前的14~16天左右。只要知道自己的月经周期，很容易就能计算出来。以月经周期30天为例，假如这一次月经第一天是4月1日，那下一次月经第一天就是5月1日，这是在假设你的月经非常规律的前提下计算的。5月1日减去14天，你的排卵日是4月17日，前五后四，也就是说，你的排卵期是4月12日到4月21日这十天。如果你的月经不正常，也有公式可以计算，排卵期第一天a为最短一次月经周期天数减去18天；排卵期最后一天b为最长一次月经周期天数减去11天。计算得到的数字表示月经后的第a天到第b天都是排卵期。

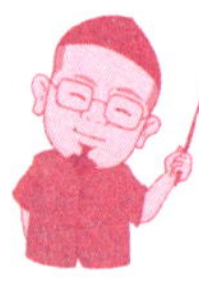

23. 集中作战可能会放空炮，反而不容易怀孕

渴望要孩子的夫妻往往比较着急，不知道排卵期也就算了，天天同房。一方面是夫妇俩着急要孩子，一方面可能是自己有精力、有欲望。但是这样做除了泄欲之外，对于要孩子并没有太大帮助。

在之前的科普中，大家都知道，女性的卵子是比较珍贵的，排出一个就少一个，但是男性的精子是在青春期才开始产生的，而且也没有女性卵子那样的“排出一个就少一个”的限制，这就给人了一种错误引导，女性的卵子很珍贵（这也是实话），但男性的精子就非常廉价，取之不尽，用之不竭一样。实则不然，女性的卵子虽然珍贵，但是男性的精子也不是无限使用的。

在大众的认知中，同房频率高，集中作战，比如每天一次，怀孕概率会高一些。的确，每天同房，就算不用知道排卵期也可以保证怀孕，只要精子卵子都没问题，怀孕就只是时间问题而已，而且每天同房怀孕概率在 37% 左右，是最高的概率。若是每隔一天同房，怀孕概率会下降到 33%，但也没有下降太多。如果是每周同房一次，怀孕概率就会下降到 15%。但是对于现代人而言，每天同房不现实，而且夫妻两个要承受各种各样的压力，只工作一项就把两人折腾得够呛，每天忙完回家倒头就睡的也大有人在，周末连出去玩的力气都没有。不仅不现实，还会把性生活搞得很无聊，不是为了愉悦，反而像是例行公事。

把性生活都变成了工作，这样的人生还真是无趣。

不过还真有人每天都能同房或者隔天同房，估计也不在少数。但是这样虽保证了怀孕的较大概率，精子的质量和数量却被忽略了。男人射精 1 次，精子的数量、活力及成熟程度达到正常标准需要 5~7 天，同房频率过高会导致精子质量和数量下降，从这一方面讲，对于怀孕反而不利。所以，性生活 1 周 2~3 次就可以了，这样既不会错过排卵期，精子的数量和质量也有保证。不过，也不能为了保证精子的质量和数量就禁欲，这并不是个好主意，精子在体内超过 10 天，质量也会下降。所以，不用禁欲，也不要纵欲。

健康生活，享受性爱，迎接家庭新成员。

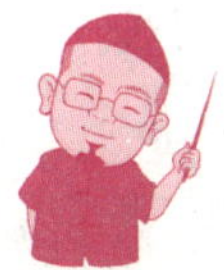

24. 保胎——智者不为，但可为

你有想过保胎吗？

怀孕时肚子里孩子的安全最重要，保胎这种事，准妈妈们可能都想过，但也有人说保胎不好，大龄孕妇相较于正常孕妇更有保胎的必要，但是正常孕妇盲目保胎并无意义，所以有些人不提倡保胎，但保胎并非不可为。前几篇已介绍了备孕的相关事项，常言道：兵马未动，粮草先行。备孕，就是筹措粮饷。怀上了，也只是万里长征的第一步而已。保胎安胎，有讲究。

早期安胎六要

早期胎儿初成，其生长发育耗费母体气血，故母体气血多虚，此时保胎关键在于宁心固肾。

保胎首先心要静，不能激动，恐乱气血，切记注意休息。

其次不可穿高跟鞋。在怀孕初期，肚子还不明显，尤其是某些职场达人，可能还是会穿高跟鞋。说起高跟鞋，不由得想起维密天使，她们是“维多利亚的秘密”这个内衣品牌的签约模特，身高、颜值及身材皆为逆天般的存在，这些模特中有几位非常知名的“天使”，在怀孕时依然坚持走秀，普通的高跟鞋孕妇尚且避之不及，但是维密天使不仅穿高跟鞋走秀，其高度更是不一般，8 厘米起步。但她们还是可以安全地把孩子生下来，不得不称赞一句，太强大。但是普通女性不建议效仿，因为高跟鞋穿久了会导致盆腔充血，肌肉紧张，不利于胎儿的生长发育。而且久穿高跟鞋伤膝盖，还会导致大中跗趾变形，在需要的场合穿就好，平时建议穿平底鞋。

第三，不可行房事。行房事易气血翻涌，子宫极易受到刺激发生收缩，此时胎儿未在子宫扎稳根，容易脱落流产。

第四，不可到人口密集区域，雾霾天尽量不要外出，病毒和细菌对于胎儿来说是非常危险的，这些都可能是导致流产的因素。

第五，要注意饮食。不能吃寒凉辛辣刺激性食物，烟酒均应戒掉。此时应选择宁心安神、益气补肾的食物，如核桃、山药、百合、莲子、黑豆、板栗等。

最后，应注意害喜现象，也就是妊娠呕吐。并不是所有人都会有，但绝大部分孕妇都逃不掉呕吐的折磨。这个时候也不用担心，这是中医上所说的“妊娠恶阻”，罪魁祸首是胃气上逆。此时选用竹茹、苏梗各 10 克，煎汤代茶服用，妊娠呕吐会明显减轻。

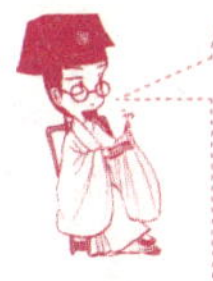

怀孕早期需谨慎，胎儿尚不稳定。给大家推荐一款药膳粥——怀山桂花粥。取大米及去皮怀山药，二者比例为1:1。大米煮至熟烂，出锅时再加入一勺糖桂花即可。山药健脾补肺，固肾益精；桂花芳香开胃，化痰止咳，宁心安神。这是怀孕早期的最佳安胎粥。

中期安胎五法

怀孕中期也是胎儿拼命成长的时候，这个时候营养要跟上，营养的来源当然是母体，妈妈吃什么，就能给胎儿什么，所以这个时期，吃得好在其次，最重要的是准妈妈得有一副好肠胃。脾胃是后天之本，气血生化之源，所以此时健脾益胃是重点，“安”也是重点。

首先是要舒畅身心，只有做到心平气和，气血调顺，才能使腹中的胎儿顺利发育。

其次，要做到劳逸结合。不能久坐，不能久行，不能久卧，否则伤气；不能久视，否则伤血；不能过劳，否则气血皆虚。都市白领女性为了工作，在办公室里一坐就是一整天，很少起身活动，盆腔血液流通不畅，造成瘀血，胎儿代谢废物的排出和营养的输入都会受到阻碍，所以要劳逸结合，工作一段时间就起来活动活动，喝喝水，看看风景，对自己的视力也有好处。已经是准妈妈了，就算不是为了自己，也要记得多休息。

第三，避免上火。古语云：“产前一盆火。”意为准妈妈们容易上火。也难怪，怀孕期间气血运行较平时旺盛，当然容易“冒火”。这个时候，准妈妈们就需要注意一下自己的饮食了。辛辣刺激的食物从食谱上删掉，油腻烧烤也要拒绝，食谱上要多出现一些滋阴降火的食材，如百合、银耳、芹菜、绿豆等。

第四，重视胎教。怀孕中期，胎儿已经可以感知外界了，这个时候就可以开始胎教了。听听舒缓的音乐，阅读美妙的诗篇、清新的散文、古代经典，或是静下心来临经摹帖。我有一位女性朋友，害怕看恐怖片，但是自己的好友一看恐怖片，她就忍不住去凑个热闹，据说全程尖叫，看完后的状态也可想而知。她特别害怕，这个时候她就会去临帖，抄写各种诗词，使用的还是特别难的瘦金体，但这会让她的内心非常平静，一般写完几首诗后，她的内心就平静无波了。准妈妈们也可以使用这种方法，领略中华诗篇的恢宏也好，聆听山川河海的吟唱也好，让你的孩子通过你去感受这个世界，让你带着你的孩子去接触这个世界。放松下来，你的孩子需要你的引导。

最后，小心阴道炎。怀孕中期，不仅体内激素水平不稳定，阴道附近也可能会变得潮湿不透气，这就为细菌的繁殖提供了便利，此时很容易患上阴道炎。要想抵御阴道炎的侵袭也非常简单，只要一味药就可以搞定，它的名字叫——地肤子。地肤子有清热利湿，祛风止痒的功效，每天 20 克煎汤熏洗外阴，一日两次，让细菌性及霉菌性阴道炎难以接近你。而且这味中药对胎儿十分友好，不会伤害到胎儿，可以放心使用。

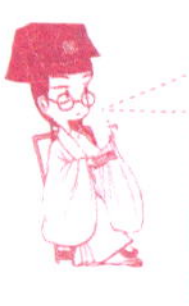

怀孕中期可以多喝一种茶——蜂蜜青柠茶。只是看着这款茶饮的名字就非常清爽有食欲，食材也非常容易找。将柠檬切开，再加入蜂蜜和热水就可以了，蜂蜜依据个人口味酌情添加。这里要提醒一下，先用热水冲泡柠檬，等到热水温度降至 40℃左右，也就是不烫手的时候，再加入蜂蜜，因为蜂蜜在高温下，营养物质会被破坏。柠檬富含维生素 C，化痰止咳，生津健胃；蜂蜜不仅可以美容，滋养气血，还有维护肝脏、补充体力、防治失眠、润肠通便的功效。二者合用，不仅滋阴降火，还会减少妊娠纹的出场率。

怀孕后期积蓄能量

怀孕后期，面临的唯一一件大事就是生产，生产是非常耗费体力的事，在生产时，若是体力不足，护士或医生会给你猛灌红牛，手术台的医护人员都会为你加油，呐喊助威，虽然很人道，但是想想那画面，还是会有些尴尬。所以应在这个时期补气益血，滋养肝肾，为后续的临盆及哺乳积蓄能量。

到了后期，饮食习惯基本已被完美改善，该吃的不该吃的都在前两期“调教”好了，这个时期有一件事比饮食更加让人苦恼——便秘。

怀孕后期，随着胎儿的生长，子宫逐渐撑大，腹腔只有那么大的地方，子宫占据了绝大部分位置，肠子就只能委屈地缩在角落里，这对它们正常的蠕动造成了很大影响。由于便秘，痔疮也随之发难，孕妇的痔疮发生率达 80%，这都是怀孕惹的祸啊。所以，怀孕后期，对付便秘很有必要。除了使用开塞露，还可以饮用决明子茶，取 10 克炒熟的决明子敲碎泡茶，每天喝一杯就好，此方对于心中急躁、舌红苔黄这类火气盛的孕妇尤为有效。

分娩前必要的检查可不能少，不要以为怀孕到这里已经成功了，做事要善始善终，这个时期的孕检也依旧要按时做，一切都是为了孩子。

只要孕妈的体质良好，没有流产征兆（腰酸腹痛或出血等），还是不用忌口的，想吃什么就吃，但是如果孕妈本来体质就弱，胎相也不稳固，部分性味寒凉的食物及会引起宫缩的食物是禁止食用的，如红豆、山楂、薏苡仁、甲鱼、红糖等。除此之外，部分妈妈会有睡眠不好的情况，这被称为“子烦”，与阴虚火旺、痰火内郁有关，可以喝梨粥以滋阴降火。

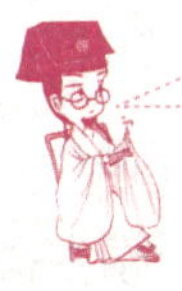

前两期都推荐了膳食，怀孕后期当然也要有一款美味可口的食物——海参蛋羹。取一条发好的海参切丁，再取两枚鸡蛋，将之与清水按 1：1 的比例调匀，再放入切好的海参丁，上锅蒸 10~15 分钟，出锅后，加入酱油、香油和香葱就可以享用了。海参补肾，益精髓，摄小便，壮阳疗痿；鸡蛋滋阴润燥，养心安神，养血安胎，这两味食材搭配也是不可多得的天作之合，不仅对于孕妇体质的增强有益，还对后期奶水的充足有莫大的帮助。

保胎，智者不为，但可为。采用正确的方法保胎，不仅不会伤及胎儿，对孕妈的身体也有好处。

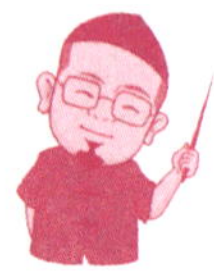

25. 贴肚脐、泡脚能帮助怀孕吗

贴肚脐、泡脚是中医特色疗法，没有创伤，也没有疼痛，很多疾病都可以使用这两样辅助，比如贴肚脐治疗痔疮，泡脚助眠等，那么，这两种中医辅助疗法可以帮助怀孕吗？

古人云：“凡治妇人，必先明冲任之脉，此皆气血之所从生，而胎之所由系。”传统中医认为，冲为血海，任主胞胎，冲任二脉与女性的经、带、胎、产息息相关。脐为先天之命蒂，后天之气舍，经络之总枢，经气之汇海，能司诸经百脉，是调理冲任、温补下元之要穴。

清代名医徐大椿曾说：“汤药不足尽病，用膏药贴之，闭塞其气，使药性从毛孔而入其腠理，通经活络。”就是说，通过外敷肚脐，使药物透过皮毛腠理由表入里，通过经络的贯通运行，联络脏腑，沟通表里，可发挥较强的药效，从而达到温养冲任、助孕有子的目的。而且敷脐疗法不经胃肠给药，无损伤脾胃之弊，安全高效。

笔者积极借鉴古人经验，根据清宫脐疗方“毓麟固本膏”加减化裁，通过药物敷脐，以燮理冲任，调经助孕。经临床验证，可改善盆腔供血，消除盆腔炎症，提高卵巢功能，促进排卵、受孕，适用于月经失调、排卵功能障碍、输卵管阻塞所致久久不能受孕者，对多囊卵巢、子宫肌瘤、卵巢囊肿、卵巢早衰、痛经亦有效验，所以，它被称为“好孕贴”。

泡脚即足浴，是中医特色疗法的一种，也是常见的外治法，它对于很多疾病的治疗有极好的辅助作用。脚是人体的第二心脏，脚上有与内脏相对应的反射区及穴位，经常泡脚，可促进血液循环，还能刺激脚上的穴位，对于祛除体内寒湿也有帮助。常言道：“富人吃补药，穷人泡泡脚。”由此可见泡脚的好处。

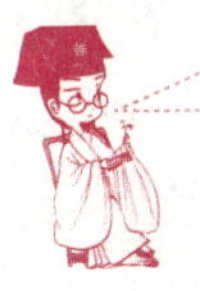

泡脚对女性宫寒有帮助，对怀孕也有辅助作用。有一名为温经散寒方的泡脚方推荐给大家。取干姜、牛膝、秦艽、肉桂、独活、徐长卿、川椒各30克，红花15克，纱布裹好，水煮50分钟，待药汤冷却至45℃左右时，泡脚30分钟，最好能用恒温足浴盆，在泡脚过程中可使温度恒定。宫寒不易怀孕，泡脚可温煦气血，疏通经脉，帮助暖宫，子宫暖和了，小生命才愿意入住。

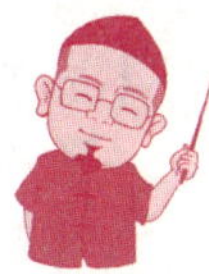

26. 备孕、安胎可以吃中药吗

虽有部分中药毒性很大，但绝大多数是对胎儿无毒的，比如地肤子。用地肤子煎汤熏洗外阴可燥湿止痒，最重要的是，地肤子对于胎儿而言是无毒的，孕妈大可以放心使用，而西药就不一定了，大多数西药都是孕妇慎用、禁用，孕妇感冒后，西医的感冒药是绝对不能服用的，这个之前也提到过，感冒药对胎儿会产生不利影响，像扑热息痛、氨酚烷胺等，对胎儿的神经系统发育有害。但用中药就会好一些，多数孕妈在怀孕时选择看中医吃中药，认真遵从医嘱就不会有事。

有一女士姓孙，怀孕后不小心感冒了，因为知道孕妇感冒后不能随便吃药，所以孙女士一直喝白开水，希望把感冒的火苗浇下去，但是感冒却一直不见好，无奈之下只好去看医生。不过孙女士选择了中医，到我的门诊上求治。我得知孙女士的情况后，给孙女士开了药方，嘱咐了一些注意事项。孙女士吃药时还有些忐忑，但是感冒一直熬着也不能解决问题，而且有病不治也对胎儿不好，想到这里，孙女士还是把药吃了，没过多久，孙女士的感冒就好了，到分娩时孙女士有些担心，但是等到孩子生出来检查过后，没有任何问题。所以，孕妇并不是不能生病，生病后也不是不能服药，只要遵从医嘱，一般是没有问题的，虽然推荐中医，但最终选择中医还是选择西医就得看您心中这二者的分量了。

不管是中医还是西医，只要能治好病，都是仁医，就像邓小平说过的那句话：“黑猫白猫，抓住老鼠的就是好猫。”高明的中医不排斥西医，优秀的西医也不会排斥中医。中医只讲情怀是没用的，情怀不能治病，只有真正有实力的医术、药物才能治病，选择中医不仅是信任，还有其确切的疗效，诋毁之言出现也无妨，事实就是最好的回应，中医是我们世代相传的宝藏，它终会发扬光大，在历史之中闪耀，在世界之上立足。

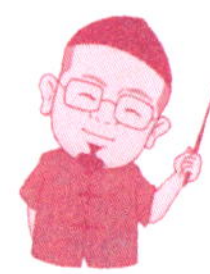

27. 衣、食、住、行对备孕的影响

放在以前，可能没有人觉得怀孕是一件非常难的事，好像结个婚，同个房，没几天就怀上了，也没有人觉得怀孕要做准备。到了现在，虽然城市里的大部分人有了备孕的概念，但在农村，依旧有很多人不会考虑备孕。可是对于怀孕而言，影响来自方方面面。接下来，我们就从大家都离不开的衣、食、住、行四个方面讨论一下其对备孕的影响。

爱美之心，皆应有之吗

穿衣打扮是女性永远不会过时的话题，今天穿什么出门逛街，明天穿什么去工作，这一季的衣服款式刚出来完，下一季的新款又上市了。不管春夏秋冬，在各大商场，永远都有踩着高跟鞋或高跟靴，穿着美美的小裙子，永不停歇、永远不觉得累的靓丽身影，仿若在花丛中翩然起舞的花蝴蝶。不过，这也就是在单身或者已婚未育的时候才会这样自由，如果女性准备怀孕，并且深入了解备孕知识，就不会这样了。

先来说说一年四季都很受欢迎的小裙子，夏天穿小裙子可以搭配丝袜或直接光腿，冬天穿小裙子需要搭配打底裤，夏天阳气充盛，但人们贪喜凉饮，易伤体内阳气，冬季自然界阳气衰弱，寒气容易侵袭人体，夏天不注意调养阳气，冬季阳气本就不足，体内阳气也受了伤，再加上为了风度不要温度的单薄衣物，寒气不中意你中意谁？寒气入体，一体通寒，手脚冰凉不说，是不是痛经也更严重了？此时痛经是宫寒引起的，寒气凝滞，血液淤阻体内无法顺畅排出，自然会痛。宫寒导致的痛经还只是一方面，严重的是宫寒会导致不孕，备孕的女性可要注意了，为了备孕及自己的身体，暂时放下小裙子好吗？

高跟鞋也是重灾区，但是不得不说，高跟鞋应该是最美丽也最残忍的鞋饰。因为高跟鞋，女性的腿视觉上被拉长，身材比例非常漂亮，谁不想拥有一双大长腿，而且因为穿高跟鞋导致重心后移，迫使女性步幅减小，双腿挺直，使女性臀部收缩，胸部前挺，所以不论是站还是走，都会更挺拔更漂亮，试问哪个女性不爱它？但就是因为穿高跟鞋会使女性臀部肌肉紧张，所以盆腔会有瘀血，痛经只会更加严重。另外，久穿高跟鞋对于肩背部肌肉也有伤害，如果是经常对着电脑的女性，穿高跟鞋只会让颈部肌肉更加疼痛僵硬，所以，不论是否备孕，只在固定场合穿高跟鞋，其他时间能不穿就不穿。

必须忌口

备孕中的女性并不是吃喝无度，想吃什么吃什么，想喝什么喝什么的。辛辣刺激的食物都应该戒掉，比如，烟酒。酒精不仅刺激胃，还会伤害神经，麻痹大脑，女性酗酒抽烟极易导致流产。

辛辣食物也要避免，在怀孕前3~6个月，食谱上辛辣食物的比重应该减少，过量食用容易上火。辛味食物如葱、姜、蒜等可以助阳，但“辛”亦有发散作用，无节制食用会伤津耗气，所以应该减少食用。

高糖高脂食物也应避免，普通人尚且不能吃高糖高脂食品，更何况是备孕女性。备孕女性如果摄入高糖食品，在后期怀孕时容易出现孕期糖尿病，不仅伤害孕妇自己的身体，还会殃及腹中的胎儿，造成停育、死胎、流产等。即使顺利出生，宝宝也可能是巨大儿或大脑发育障碍患者，这也就比“一尸两命”好一点而已。高脂食品会诱发高血压、高脂血症等疾病，不论是孕妇还是常人都不该多吃。

另外，不知道有多少人喜欢吃罐头食品，虽然其甜美可口，但因为经过高温处理，营养全部被破坏殆尽，不仅没什么营养，还会带来大量糖分，增加胰脏的负担及肥胖风险。所以，罐头虽美味，但切莫贪吃，戒掉更好。

住宿这件事，不是小事

家，是一个温馨的名词，很多人听到这个字不免怀念家乡，尤其是在外游子，难免思乡。家里的物什当然是按照自己的喜好摆设的，毕竟是自己家，怎么舒服怎么来，怎么喜欢怎么弄。现在我们都喜欢在家里摆放一些绿植，不仅看起来舒服，对人体也有好处。不过这绿植的摆放也是有讲究的。

想必大家都知道，绿植都是白天进行光合作用，吸收二氧化碳，释放氧气，夜间不进行光合作用，也会吸收氧气，释放二氧化碳，大部分绿植都是如此。但也有一些“特立独行”的绿植，与其他绿植刚好相反，不会在夜间吸收氧气，而是释放氧气，吸收二氧化碳。仙人掌就是这样的植物，它会在夜间释放氧气，有利睡眠。除了仙人掌，虎皮兰、龙舌兰、虎尾兰、肥厚景天、凤梨等都是可以在夜间释放氧气的植物；而桂花、蜡梅等植物的纤毛可以吸收空气中的粉尘和微粒，起到净化空气的作用；有些植物可以使我们感到放松，并且它们自身也非常令人赏心悦目，如玫瑰、丁香、紫罗兰、薄荷等，其中薄荷具有特殊香气，可以驱赶蚊虫。与薄荷有相似功能的植物还有野菊花、除虫菊、紫茉莉等。不过单纯靠绿植来净化空气未免太“为难”这些植物了，尤其是空气中的甲醛、氡等，所以经常开窗通风才是真理。

我们都知道地球是有磁场的，从这点来讲，床的摆放也有大有讲究。地球磁场是南北向的，床按照地球磁力线摆放，人们在睡觉时，就会产生生物磁化效应，对身体健康有益，这得到了大多数科学家的认可。不论是不是备孕，都可以参考以上内容选择绿植及床的摆放位置。另外，还有些床头摆放的风水（或者说传统习俗）也要注意，如床头不能太空、不能对着门、不要对着镜子等。

出行方便但伤身

如今的交通甚是发达，“上可九天揽月，下可五洋捉鳖”。尤其是飞机的发明，让很多朋友都体验到了“飞天”的感觉，坐在窗边更是可以近距离欣赏窗外的“棉花糖”。但是飞机也和手机、电脑、电视机一样有一定的辐射，不过对于我们这些经常暴露在辐射中的人来说，飞机的这点辐射实在算不了什么。从严格意义上来说，刚出生 7 天的婴儿和怀孕九个月以上的孕妇才是严禁坐飞机的，刚出生的婴儿在高空飞行很可能会引起呼吸系统的不适，而在飞机飞行过程中气压的变化很有可能会导致九个月以上的孕妇分娩，提前生出宝宝。如果备孕期间偶尔要坐一次飞机，也不会有什么影响的。但为了保险起见，最好还是选择铁路出行。另外，穿白衣服也有助于减少辐射。

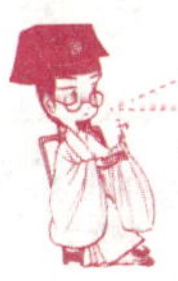

不知大家注意到了没有，以上衣食住行所提到的禁忌里，有一个行业，几乎包揽了所有的禁忌，那就是——空姐。空姐是什么样的打扮？制服、高跟鞋、甜美的笑容、每天在飞机上飞来飞去、满世界跑，跑国际航线的几乎天天倒时差，表面风光，实则苦不堪言，所以，空乘行业可以说是备孕的重灾区，各项禁忌全部中枪，调理起来也比较难。

总之，衣食住行这些事，不是小事，它们对备孕的影响体现在各个方面，平时就要多注意，空姐这一行业虽然是孕育重灾区，调理起来比较困难，但并不是完全没有办法。普通女性更要注意，如果想要好“孕”气，就得照顾好自己，吃好穿暖，相信“小天使”终会来到您身边。

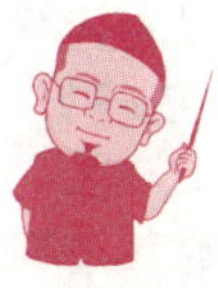

28. 备孕安胎需要攒福气——《寿康宝鉴》

印光大师所著《寿康宝鉴》，原名《不可录》。不可，有何不可？这里的“不可”，是指男女房事应该有节制，不可纵欲，不可无度。当今人耽于美色，纸醉金迷，寻花问柳，有的连夫妻也沉迷于此，长此以往，不仅毁掉自己的身体，还会荒废自己的事业。长寿是人人都向往的事，若是按照这种生活态度，能活到人均寿命大概就是奇迹了。除了戒色，我更希望借此劝大家要积善，积善之家必有余庆，积善可以荫庇子孙。

《寿康宝鉴》，名字也倒有趣，其中包含了人们的两个愿望——长寿、健康。若想长寿，必定健康；只有健康，才能长寿。长寿的秘诀在于健康的生活方式，包含合理的饮食习惯、规律的作息、适当的锻炼及适度的性生活四个方面。《寿康宝鉴》着重讲述的是性生活这一方面。前文已讲述"集中作战"反而不易怀孕的道理，这《寿康宝鉴》也是教导人们不可沉溺美色，即使是夫妻也要有节制。但书中没有说明不孕之理，而是阐述淫欲如何导致灾祸横生。下面就讲述书中的两个例子：

曾有一富商之子去日本学医，聪明伶俐，敏而好学，成绩优异。有一次坐电车，车没停稳就往下跳，结果摔断了胳膊。这富商之子本就是学医之人，再加上自己年轻，很快康复。一次回国给母亲祝寿，与妻同房，第二天早上就去世了。常言道："伤筋动骨一百天。"并且伤筋动骨，百天之内不得亲近女色。放到现在可能觉得奇怪，即便是摔断了胳膊，但康复后想和妻子亲热一下也不至于招致如此严重的后果。

无独有偶。有一商人在小妾那里得到满足后，就起身去正房那边坐坐。正房很是高兴，给丈夫端洗澡水，吹风扇。由于正值酷暑，正房还给丈夫用冰水冲了蜂蜜，商人喝了后不多时便腹痛而死。因为商人刚与小妾行完房事，行房后不可受凉，但正房不知，于是酿成大祸，自己就此成了寡妇。

看到这里大家是不是觉得更不可思议，行房后喝冰水会死人？是否会死人有待深究，但腹痛是真的。同房是非常耗费体力的事，对温度也有要求，最适宜的温度是 25~27℃之间，这种温度也就是夏天开个空调的温度，觉得冷加一个毛毯就行。行房过程中体温会逐渐上升，同房后双方都是大汗淋漓。这个时候喝冷饮的确不是最佳选择，因为此时胃肠黏膜处于充血状态，充血状态的胃肠黏膜被冷水刺激很容易引起腹痛和胃痛。如果喝冷饮之人的痛阈很低，突然的剧烈疼痛刺激可能会导致神经性休克，不及时纠正休克状态的话会危及生命。从这个角度看，商人之死并非不可能。

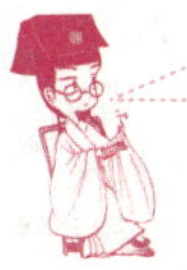

痛阈，引起疼痛的最低刺激量，存在个体差异。如果你的痛阈是 5，另一个人的痛阈是 10，给予你们二人数值为 7 的疼痛刺激，你会觉得非常痛，而另一个人没有感觉或者痛感非常轻微。

房事后洗凉水澡也是非常不理智的选择，周身汗孔全开，被凉水刺激导致毛孔突然全部闭合，汗液无法排出便有碍健康，还会诱发感冒。这样看来，行房还真是件非常冒险的事。不过现代医学发达，即使有一些意外状况也有很大概率化危为安，但是看完以上两个故事，备孕安胎在此刻看来还真变成了一件需要拼运气攒福气的事了。

且不说幸运与否，《寿康宝鉴》中记录这两个故事是为告诫世人不可不知忌讳，贸然行房。如果不顾忌讳强行同房，恐有性命之忧。这本书的本意也是为让那些流连于花街柳巷之人迷途知返，知晓应顾之事，希望他们能顾性命、顾家、顾事业，前思祖上荣誉，后顾子孙后代。希望人们可以痛改前非，清心寡欲。肯定会有人不赞同这个看法，因为现在提倡的是享受性爱，正确对待性爱，而不是谈“性”色变，压抑本性。

其实二者都有道理。《寿康宝鉴》的出发点是好的，是为劝世人不要留恋烟花巷，不要痴迷黄色影音图书，及早步入正道，希望世间夫妻皆能相敬如宾，举案齐眉，白头偕老，儿孙绕膝，其乐融融。不过对于普通人来说，清心寡欲未免有些过了。人的欲望是社会进步的动力，欲望这种东西是不可能从人心深处消失的，唯一能做的就是自律自爱，克制淫邪，以礼待人。只要以正确的心态、正确的方法对待性爱，对待自己的另一半，对待自己的孩子、孙子，健康长寿自然会与你为伴。

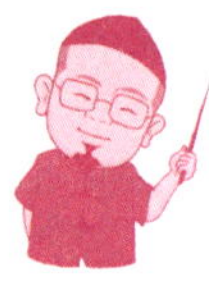

29. 梦对孕育的启示

梦，永远都是神秘而奇妙的存在，很多人对梦有一种执着，很多人相信梦境预示着或暗示着什么，很多人认为梦折射着现实及自己的心境，比如《周公解梦》所载的内容；很多人痴迷于梦境所展示的一切；还有的人研究梦境，比如弗洛伊德写过《梦的解析》。我有一位同学的母亲，十分信奉《周公解梦》，我同学有一阵子晚上做梦经常梦到血，他母亲就说："血是好的征兆，是财富，梦见血是要来财了。"可是即便是经常梦见血，也没有见到十分丰厚的财富，甚至连微薄都说不上。愿望是好的，但是梦境提供的景象往往不是真实的，虽然血液代表财富不太现实，但是梦到某些东西也预示着怀孕，古代有孕梦一说，我们不妨来了解一下神奇的孕梦吧。

梦见什么预示着可能怀孕呢？意象确实不少。据说已婚妇女如果梦到身上扎了刺、被蜜蜂蜇，梦见护士，梦见迎亲队伍，梦见肚子疼，或是梦见给自己丈夫一杯酒，梦见囚牢，梦见梨或菠萝，梦见鼓，梦见鸽子，梦见孔雀跳舞，都是即将怀孕的征兆。说来神奇，梦境本来就玄妙异常，却不知为何梦见这些事物会代表怀孕。以梦为根据谈怀孕，不免会招来唯心主义之嫌疑，有坚定的唯物主义者表示，梦仅仅是梦而已，只能说明你最近睡眠不好或压力太大，并不能决定你将来是否怀孕，怀孕还是得看精子卵子相遇的时机。

但话别说太早，并非所有梦境都是无稽之谈，科学史上就有一些非常著名的梦。

大家知道苯分子吗？对，就是化学教材上处处可见的那个苯环，有很长一段时间人们是不知道苯环的结构的，当时的人们怎么也想不通 6 个碳原子和 6 个氢原子是怎么构成一个完全对称的、稳定的结构。1864 年的冬季，德国科学家凯库勒坐在壁炉前昏昏欲睡，这些个原子就在他的大脑中转圈，转着转着，6个碳原子像蛇一样头尾相咬连接在一起，凯库勒猛然惊醒，明白了苯分子其实是一个环，不过后来人们发现苯分子的结构远比凯库勒想象的复杂得多，不过这已经是后话了。凯库勒的观点能解释一些现象，具有一定的价值。

关于元素周期表呢？初中背过的元素周期表现在还记得多少？还记得规律吗？反正只要大学专业与此无关，背过的东西几乎都还给老师了。今天我们不谈元素周期表里有什么，只说它是如何被巧妙地发现的。自然界的元素无穷尽，现在也没有人敢说发现了全部。当第36个元素被发现时，科学家们自然而然地考虑到会不会存在某些规律，可以把元素有序分类。其他科学家苦苦思索这个问题的同时，35岁的门捷列夫也在思考着这个问题。他有一次进入了梦乡，梦境里，出现了一张表，已发现的元素乖乖跳进属于自己的合适的格子里，醒来的门捷列夫立刻把这个表的设计理念记录了下来：元素的性质随原子序数的递增，呈现有规律的变化。门捷列夫在表的空格里给未知的元素留了位置，很快就有新的元素补充进来，不断发现的新元素一个个落到合适的格子里，这些新元素的性质也与门捷列夫的预言惊人地吻合。

这些故事可能多少带有一些夸张的神奇色彩，但是梦境的确代表了某些事物。

前面说过已婚未孕的女性做梦可昭示怀孕，已孕的女性做某些梦又代表着什么呢？

孕妇如果经常梦到一些小动物，以蛇为例，梦见不同种类的蛇有不同的含义。孕妇如果梦见青蛇入怀，是胎儿可以健康发育的好兆头；如果梦见白蛇，预示生女孩。看到这里大家可能会疑惑，B超才能验出胎儿男女，一个梦就能代替B超的功能？确实不能完全代替，毕竟B超的正确率很高，而孕梦虽然也很准（对，很多孕妈反映孕梦也挺准的，很多，但不是全部），但也有不准的时候，远远没有B超来的准确，毕竟只是一个梦。不只是梦见白蛇预示生女孩，梦见绿蛇、花蛇也是生女儿的预兆。而梦见黑蛇、蟒蛇则是会生儿子的兆头，但如果梦见死蛇或打蛇，就需要密切关注一下自己宝宝的健康状况了。

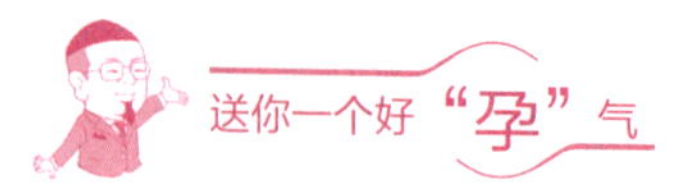

预示生男生女只能梦见蛇吗？不是的，还有很多孕妇梦见鱼。除了梦见死鱼外，其余的关于鱼的梦都是好兆头，梦见黑鱼钻进衣服，预示可能会生儿子；梦见鲤鱼则表示会生女儿。如果梦见钓鱼、捉鱼等，都是好梦，预示孩子健康，而且会收获一些东西；如果梦见很多鱼，则表示可能会生双胞胎。很神奇，可以试着参考、娱乐一下，等孩子降生后看看是否准确。

当然，孕妇还可能梦见熊，熊给人的印象是什么？强壮，勇猛。自家孩子也是这样，梦见熊表示自家孩子身体很强健；但如果梦见熊觅食，就表示孕妇需要增加营养的摄入了，说不定是腹中的宝宝饿了；如果梦见熊打架也不要慌张，同样是大吉大利的征兆，孩子会非常健康。

当然，孕妇也不可能尽梦到些动物，植物也可能会入梦。比如孕妇梦见石榴，预示可能会生男孩儿；因为石榴多籽，梦见石榴也有可能是预示生双胞胎或多胞胎。还有的孕妇会梦见西瓜，梦见吃西瓜是母子健康的预兆；如果梦见切西瓜，则预示孕妇可能会采取剖腹产。桃花也是非常美的景象，如果孕妇梦见桃花盛开说明孕妇可能会生下女孩儿，如果梦见桃花林则可能会诞下男孩儿。

是不是很神奇？梦境对于人类而言永远都充满着致命的诱惑，无数次想要探寻，极其渴望揭开其神秘的面纱，一次次试图解释它，但它的吸引力却只增不减。不管是已婚未孕女性还是孕妈，如果真的梦到了什么，不必太过介怀。梦境是你的大脑活动，是你潜意识的反映，也许它真的预示了什么。等到您真的怀孕，或已顺利生产，不如把这个作为茶后谈资，和小姐妹们一起分享吧。

后　记

我特别喜欢读药王孙思邈的《大医精诚》：

“凡大医治病，必当安神定志，无欲无求，先发大慈恻隐之心，誓愿普救含灵之苦。若有疾厄来求救者，不得问其贵贱贫富，长幼妍媸，怨亲善友，华夷愚智，普同一等，皆如至亲之想。”

正因为我一直努力照着药王的标准来做一名中医大夫，所以我和很多病人都建立起了非常亲密的关系。很多经过治疗后圆了得子梦的人，亲切地称我为“送子居士”。

相信医生，不迷信医生。作为医生，应该中正、平和、不偏激。

诚然，病人的心态无疑是比较焦虑、急迫的，但是，无论是就诊中医还是西医，无论看的大夫出名或不出名，就诊时都应该抱有一个科学客观的态度，要有科学的认识，兼听则明，多咨询一些人的意见，心态上不要急于求成。“中医粉”在某些程度上最难“治疗”，他们往往以偏概全，忽视人身是一个整体。清朝的光绪皇帝就是“中医粉”，当年他患有遗精，每次太医开药他都要做下点评，甚至把一些药去掉。当太医用交通心肾的方法给他治疗时，他觉得应该培补脾肾，结果一个小病陪了他大半生。

对于患者的病，大夫心里有数，自然会给出正确的引导。我平时耗费很多业余时间无论是写微博还是做讲座，主要目的就是希望给大家传递正确的知识和观念。

经过近一年的努力，书稿终于完成了，希望想要宝宝的夫妇们都看一看。一是坚定信心，二是相信医生，三是心态平和，这样的话，宝宝们都会伴随着你们的期望如约而至的！

苏全新

2018 年 9 月 2 日